Professeur Lyse Bordier
Annabelle Schachmes

Diabète de type 2

Comment gérer au mieux pour profiter des plaisirs de la vie

hachette

Crédits iconographiques :
Annabelle Schachmes (p. 153) ; Pepa Sion (p. 165) ;
iStock pour la page 45.
Tous les schémas techniques sont de Stéphanie Rubini.

58, rue Jean-Bleuzen – 92178 Vanves Cedex
www.hachette-pratique.com

Direction Hachette Pratique : Catherine Saunier-Talec
Direction éditoriale : Stéphane Rosa
Suivi éditorial : Emilien des Brest
Responsable artistique : Carla Dalvy
Photographie de couverture : Laurie Bisceglia
Préparation de copie : Aude Decelle
Mise en pages : Nord Compo
Relecture : Isabelle Stiégler
Fabrication : Léa Legentil
Responsable partenariats : Dana Lichiardopol
(dlichiardopol@hachette-livre.fr)
Contact : webpratique@hachette-livre.fr

Vous trouverez la définition de tous les termes marqués
d'une astérisque (*) dans le glossaire à la fin de cet ouvrage.

REMERCIEMENTS

Merci, très chère madame Schachmes, de m'avoir sollicitée pour participer à ce si beau projet. Votre énergie et votre force de conviction m'ont portée tout au long de cette écriture. Nous avons travaillé d'un même cœur et au diapason. Cette aventure est belle et précieuse pour moi.

Merci à monsieur Émilien Des Brest d'avoir si bien compris notre objectif, de nous avoir laissé une grande liberté dans la construction de ce livre, merci aussi pour votre patience et votre disponibilité tout au long de ce travail.

Merci à madame Catherine Talec, Directrice Générale Hachette Pratique, et à monsieur Stéphane Rosa, directeur éditorial, pour votre confiance et votre soutien pour ce projet ambitieux et original.

Merci au Professeur Bernard Bauduceau, mon ancien chef de service à l'hôpital Bégin, qui m'a tout appris en endocrinologie et diabétologie. Son érudition, son dévouement et son empathie avec les patients, sa grande bienveillance en font un médecin d'exception, un chef de service adulé et un exemple pour ceux qui ont eu la grande chance de travailler avec lui.

Merci à tous mes patients qui m'ont tant appris sur le diabète et son si lourd fardeau mais aussi sur l'importance d'une relation de confiance qui doit absolument se créer entre le soigné et le soignant pour être le socle de la prise en charge. Et merci à tous ceux qui ont travaillé et travaillent à mes côtés pour prendre soin des patients du service.

Merci à mes parents, mon mari, Emmanuel, et à mes trois garçons, Louis-Marie, Alexandre et François-Xavier, qui ont toujours compris mon engagement auprès des patients et qui m'ont soutenue dans mon travail. Votre précieuse présence à mes côtés est ma plus grande force.

Professeur Lyse Bordier

Professeur Bordier, vous êtes un être exceptionnel. Votre empathie et votre bienveillance rayonnent ! Vous avoir dans ma vie a totalement changé ma posture face à mon parcours de santé au global et vous imaginez que pour l'hypocondriaque que je suis ça n'est pas rien ! Merci du plus profond de mon cœur d'avoir accepté de partager ce projet avec moi ! Vous êtes sans aucun doute une des plus belles rencontres de ma vie.

Un merci infini et sans limite à Émilien des Brest. Tu as été un éditeur d'une patience et d'une compréhension inouïe. Merci du fond du cœur pour ton infinie gentillesse et ton accompagnement si juste et précis sur ce projet. Travailler avec toi a été un véritable bonheur ! Un merci chaleureux à Mélanie Jean d'avoir posé avec beaucoup d'enthousiasme les fondations de cet ouvrage.

Merci à Catherine Talec et Stéphane Rosa de m'avoir fait confiance et d'avoir mis ce livre sur un si joli chemin !

Merci à Monsieur Ilan Khayat de la pharmacie Paul Bert Chanzy d'être un des pharmaciens les plus bienveillants que je connaisse. Merci également à la pharmacie de Créteil Soleil pour leur grande gentillesse.

J'ai fait ce livre en pensant à mon père, mon grand-père, ma tante, mais aussi Jean-Pierre Goujon dont les expériences de vie m'ont guidée tout au long de l'écriture de ce projet.

Merci à ma famille car sans vous la vie serait beaucoup moins belle et drôle.

Merci enfin à ma fille Juliette pour son regard toujours si juste sur mon travail et sur la vie en général.

Annabelle Schachmes

PRÉFACE

C'est toujours un honneur, un bonheur d'être invité à préfacer un livre, et quel livre !

Malgré l'amitié qui me lie à Annabelle, et sa passion pour les bonnes choses, je m'interrogeais pourtant, sur ma pertinence en tant que pâtissier, à préfacer ce livre à la thématique hors des sentiers battus.

On dit souvent dans mon monde qu'« on est des marchands de bonheur » en oubliant de dire souvent : « mais pas pour tout le monde ! ».

On dit encore trop souvent que « le gras c'est la vie », proverbe gaulois sûrement, sauf que nous mourons d'obésité depuis plus de dix ans sur Terre.

Le concept de Gourmandise raisonnée© que j'ai créé il y a plus de quinze ans maintenant est une vision en dehors des diktas, des SANS, mais plutôt un concept du AVEC, car souvent dans ce monde du SANS CI, SANS CELA, on finit sans émotions. Pourtant c'est bien de cela dont il s'agit, les émotions.

J'aime quand Annabelle qui est une vraie diabétique, comme j'ai des amie/es qui sont des vrais céliaques, mais surtout une folle dingue des bonnes choses et de celles et ceux qui les font, vient nous partager, nous enrichir du comment, avec raison, justesse, mesure et gourmandise, « je peux vivre avec ma maladie ».

On ne mange pas de pâtisseries, ni de grands mets tous les jours, et tout est une notion de fréquences et de quantités.

Avant de faire sans, faisons AVEC le minimum de tout pour un maximum de plaisir et d'émotions.

Le Professeur Bordier et Annabelle nous apprennent à comprendre le rôle, les vertus, voire les moins de certains ingrédients, et enrichissent nos connaissances sur la façon dont notre corps réagit et métabolise tout cela.

Ne faisons pas les guerres faciles au sucre ou au gras, faisons la guerre aux excès et aux ingrédients trop transformés.

De vraies questions peuvent se poser…
Si je mange une part de dessert une fois tous les quinze jours avec le minimum de sucre ou de gras, car mon artisan pense à moi (!), est-ce alors plus raisonnable de prendre du sucre à indice glycémique bas qui a parcouru 12 000 km, et du gras de coco, 9 000 km, plutôt que le beurre de Normandie, ou l'huile de noix de Grenoble ? De vrais sujets à discuter, à creuser.

Ce livre nous ouvre les chakras, nous rend plus cultivé sur le sujet…et moi le premier, et justement il nous invite à être des marchands de bonheur et d'émotions pour toutes et tous avec intelligence, et raison.

Régalez-vous de ce livre délicieux, qui nous réjouit tant par les mots que par son enseignement et la vulgarisation, que le Professeur Bordier et Annabelle maîtrisent avec talent et en toute connaissance de cause.

Frédéric BAU
Explorateur pâtissier de la maison Valrhona
& Créateur de la Gourmandise Raisonnée©, nouvelle vision pâtissière.

AVANT-PROPOS

AS : Bonjour, je suis Annabelle Schachmes. J'ai 47 ans et je suis journaliste gastronomique. En janvier 2020, on m'a annoncé que j'étais diabétique ! Autant vous dire que mon monde en a été sacrément ébranlé car manger… c'est mon métier !

LB : Bonjour, je m'appelle Lyse Bordier, je suis médecin militaire, spécialisée en endocrinologie et maladies métaboliques. La prise en charge des patients vivant avec un diabète représente la majeure partie de mon activité clinique.

AS : Il y a quelques années j'étais invitée sur le plateau de l'émission « Le journal de la santé » sur France 5 pour parler du diabète. À cette époque, j'étais sous metformine, un traitement qui pour certaines personnes peut s'avérer difficile à gérer. C'était mon cas, et mon rapport avec mon médecin, qui avait du mal à comprendre ces difficultés, s'en trouvait altéré. Lors de cet enregistrement, je me suis retrouvée assise à côté du Professeur Bordier. J'ai passé tout l'enregistrement à boire ses paroles. Parce que le Professeur Bordier transpire la bienveillance et l'empathie. L'hypocondriaque que je suis s'est instantanément dit : « Je la veux comme médecin ! ». À la sortie du studio, j'ai tenté le tout pour le tout : je lui ai couru après !

LB : Cette rencontre est un très joli souvenir pour moi. Pendant l'émission nous avons parlé du diabète du point de vue médical mais aussi des difficultés ressenties par les patients ; madame Schachmes avait évoqué les siennes, simplement et sans détour. L'écoute est une partie importante de la relation de soin, c'est toujours grâce à ce que dit le patient que l'on comprend comment l'aider au mieux. L'émission était terminée et nous quittions le plateau quand madame Schachmes m'a rattrapée pour me demander si je voulais bien la suivre, ce que j'ai bien sûr accepté !

AS : Je sais la chance inouïe que j'ai dans mon quotidien avec le diabète ! Comme j'ai médicalement peur de tout, dès l'annonce de cette pathologie, j'ai cherché comment la rendre moins compliquée à vivre au quotidien. J'ai multiplié les réflexions, les trouvailles de trucs et astuces et j'ai réalisé surtout que l'on peut se sentir sacrément seul face à cette maladie et que je serais très égoïste de ne pas partager toutes mes découvertes avec vous ! Surtout ma plus belle découverte, le Professeur Bordier ! Dans ma vie « médicale », je sais combien je peux être un enfer pour un médecin ! Comme je me crois diplômée en chaque pathologie que j'ai ou que j'ai eue, je pose souvent un million de questions qui n'ont généralement aucun sens. Je peux me mettre à pleurer à l'annonce d'une modification de traitement ou face à un poil incarné. Bref, je suis un cauchemar, mais j'en ai conscience, c'est déjà ça ! Jamais le Professeur Bordier n'a même esquissé un sourire face à ma perte totale de sens commun dès que je mets un orteil dans son bureau. Elle m'a rassurée, toujours écoutée, sans jamais me juger. Elle ne m'a jamais imposé quoi que ce soit et tout ce qu'elle a partagé avec moi, elle l'a fait avec une gentillesse infinie ! Le Professeur Bordier est une personne exceptionnelle et en lui demandant de faire ce livre, je voulais vous donner, à vous aussi, cette chance de partager son immense savoir ! Et vous Professeur, pourquoi avoir accepté d'écrire ce livre ?

LB : L'idée de ce livre est venue de madame Schachmes et son objectif m'a tout de suite plu : un livre pour les patients écrit par une patiente. La force de conviction de celui ou celle qui vit avec un diabète est très grande et probablement plus forte que celle d'un médecin, surtout s'il n'est pas diabétique lui-même. C'est ce que l'on observe dans les groupes de patients.

Mais si j'ai accepté cette belle aventure, c'est surtout pour la partager avec madame Schachmes. Son enthousiasme, son énergie, son authenticité m'ont entraînée dans ce beau projet. J'ai essayé de suivre ses indications à la lettre : « Écrivez comme vous m'expliquez les choses pendant la consultation. » J'espère que ce livre pourra aider les patients à mieux comprendre leur maladie et à mieux vivre avec. Pour moi, c'est une magnifique expérience. Les échanges tout au long de ces mois de préparation avec madame Schachmes ont été très riches et me confortent dans l'idée que le patient est au centre de tout !

SOMMAIRE

Le diabète à la loupe : analyse du Pr Bordier 17

Combien de patients vivent avec un diabète en France ? 18

LE DIABÈTE, C'EST QUOI ? 19

Comment est régulée la glycémie ? 19

Diabète et prédiabète* : où en est votre glycémie ? 22

Le diabète 22

Le prédiabète 23

Les différents types de diabète 24

Le diabète de type 1 24

Le diabète de type 2 26

Le diabète gestationnel (DG). 29

Les diabètes génétiques 30

Le diabète dans les autres maladies. 31

Peut-on prévenir un diabète de type 2 ? 32

Quels sont les signes qui doivent vous alerter ? 34

QUELLE SURVEILLANCE ? 37

L'efficacité du traitement 37

Le dosage de l'HbA1c ou hémoglobine glyquée par une prise de sang. 37

Le contrôle des glycémies capillaires 38

Le contrôle des glycémies en continu. 38

Les complications au niveau des petits vaisseaux. 40

Les yeux : contrôle ophtalmo tous les ans !. 40

Les reins : prise de sang et examen d'urine au moins tous les ans 42

Les nerfs : surveiller la perte de sensibilité 44

Les complications au niveau des gros vaisseaux : la macroangiopathie* 46

Le cœur 46

Le cerveau. 50

Les membres inférieurs 52

Les maladies associées au diabète. 56

L'hypertension artérielle (HTA) 56

Le cholestérol 58

Le SAOS (syndrome des apnées obstructives du sommeil). 59

La MASH 60

COMMENT SE TRAITE LE DIABÈTE ? 63
La nutrition 63
L'activité physique et la lutte contre la sédentarité 65
Les différents médicaments 66
La metformine. 67
Les sulfamides* et les glinides 68
L'acarbose 70
Les inhibiteurs des cotransporteurs sodium-glucose de type 2 ou iSGLT2 ou gliflozines. 70
Les incrétines 72
Le tirzepatide 75
L'insuline 75
Chirurgie 78
Stratégie 78
Les vaccinations 79
Le rôle du patient 80

Vivre pleinement avec le diabète, le gérer sans renoncer : analyse d'Annabelle Schachmes 81

ADAPTER SON QUOTIDIEN SANS BOULEVERSER SA VIE LORSQU'ON EST DIABÉTIQUE 83
Comprendre comment marchent nos glycémies : la clef du succès ! 83
Donnez-vous la chance de réussir !. 83
Apprenez à comprendre comment les aliments font réagir votre glycémie.. 84
Ne devenez pas esclave de ces tests ! 85
Les bonnes habitudes à prendre 85
Faites du sport sans dire que vous faites du sport 85
Apprenez à lire les étiquettes 88
Adapter son alimentation pour manger sans se priver 100
Ne focalisez pas sur les résultats d'analyse ! Vivez et gérez après !. 106
Le diabète et les saisons 108
Voyager sereinement quand on est diabétique 111
Avant le voyage : les formalités. 111
Avant le voyage : les essentiels à mettre dans votre sac 111
Lexique international du diabétique. 112
Diabète et stress ne font pas du tout bon ménage ! 115
Mes techniques de gestion d'urgence en cas de stress 117

La retraite 117
Les soins sonores.......... 119
La méditation 120
La cohérence cardiaque.......... 121

DIABÈTE ET CHARGE MENTALE, LES MEILLEURS AMIS DU MONDE !.......... 125

Combien cette charge mentale est normale ! 125

La peur de faire des hypoglycémies et des hyperglycémies.......... 127

L'angoisse de passer sa vie à compter ce que l'on mange 129

L'importance d'avoir un bon médecin 130

Un bon médecin vous aide à surmonter les obstacles de votre parcours de soin.......... 131

La lourdeur des effets secondaires : ce qu'on ne vous dit pas... 132

Quand la société ne comprend rien 134

Le rapport à la famille et aux amis.......... 134
Le rapport au travail 135
Le rapport aux mauvais médecins.......... 136
La vie en général ! 136

Gérer le stress des ruptures de médicaments.......... 137

BONUS : CUISINER QUAND ON EST DIABÉTIQUE !.... 141

Mes recettes gourmandes.......... 141

Les recettes de chefs.......... 159

GLOSSAIRE 174

VOTRE TABLEAU DE RÉFÉRENCE.......... 181

1

Le diabète à la loupe : analyse du Pr Bordier

La vie avec un diabète de type 2 n'est pas un long fleuve tranquille. Le traumatisme de l'annonce, les difficultés de la gestion au quotidien de la maladie et des traitements, la crainte des complications sont autant de fardeaux que doit porter le patient. Beaucoup de progrès ont été faits dans la prise en charge du diabète au cours de ces dernières décennies. Il existe de nouveaux médicaments prometteurs, de nouveaux moyens performants de contrôle de la glycémie, une nouvelle approche aussi des professionnels de santé, mais tout cela n'enlève pas la charge mentale associée à la maladie. Cette charge mentale est d'autant plus importante que cette maladie est silencieuse et que le patient se sent souvent seul ou mal compris par ses proches. Le rôle des soignants est d'accompagner au mieux les malades, et de les guider. Pour cela il est nécessaire d'avoir toujours une posture d'écoute et d'empathie. Pour bien faire comprendre au patient comment se soigner, il faut d'abord connaître ses attentes et ses objectifs. Car finalement, c'est le patient qui décidera. La relation de soin, construite comme un partenariat dans laquelle la décision médicale est partagée, prend ici tout son sens.

Combien de patients vivent avec un diabète en France ?

Le nombre de patients vivant avec un diabète de type 2 est en pleine expansion en raison des modifications de notre mode de vie qui conduisent à une épidémie d'obésité. La prévention est possible mais elle nécessite une prise de conscience et un changement des comportements de chacun dès son plus jeune âge. En France, en 2021, on comptait 3,5 millions de patients traités pour diabète et 4,2 millions de personnes identifiées comme diabétiques. Le diabète le plus fréquent est le diabète de type 2 qui représente 92 % de l'ensemble des diabètes. La fréquence du diabète augmente avec l'âge : le pic d'apparition se situe entre 70 et 85 ans chez les hommes et 75-85 ans chez les femmes. Il existe des disparités géographiques, avec une prédominance plus forte dans les départements d'outre-mer et dans certaines régions de la métropole, notamment les régions du nord. Enfin, le diabète touche plus souvent des personnes d'un niveau socio-économique défavorisé du fait de la grande prévalence du surpoids et de l'obésité et du moindre recours aux soins dans cette tranche de la population (données Santé publique France).

LE DIABÈTE, C'EST QUOI ?

Le mot « diabète » vient du grec *diabêtès*, du verbe *diabaïno* qui signifie « couler au travers ». Cela évoque le fait que le patient boit et urine beaucoup : l'eau « coule au travers ».

Comment est régulée la glycémie ?

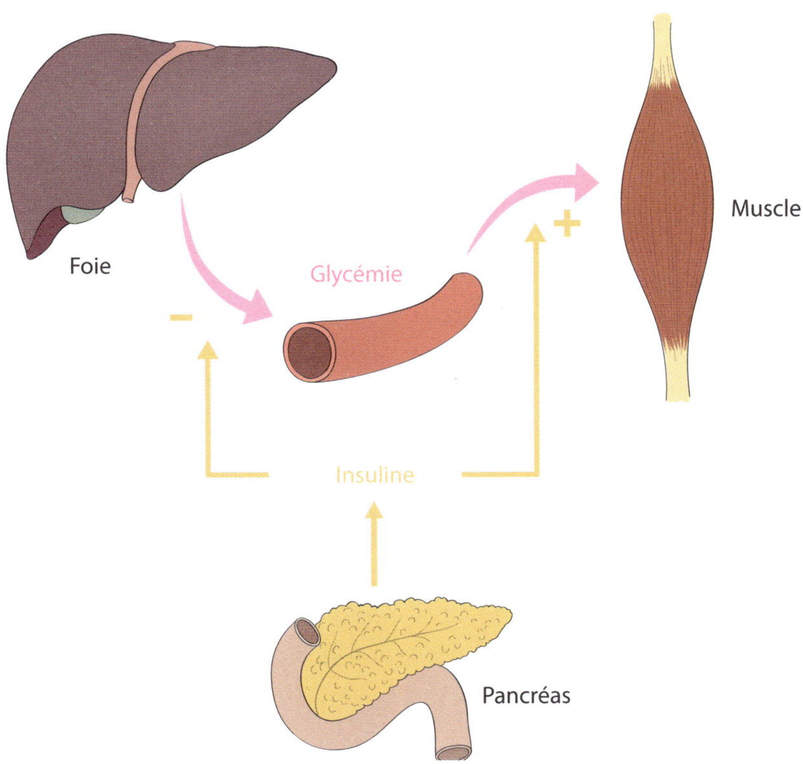

Le sucre (aussi appelé « glucose »*) est nécessaire pour le fonctionnement de notre corps car c'est une source d'énergie indispensable. La glycémie* est le taux de glucose présent dans le sang. Le sucre provient de notre alimentation mais aussi des réserves dont nous disposons dans notre organisme, en particulier dans le foie, et qui peuvent être mobilisées si nécessaire, notamment entre les repas lorsque nous sommes à jeun.

Notre foie peut aussi fabriquer du sucre à partir de composants non glucidiques comme des acides aminés, c'est ce que l'on appelle la « néoglucogenèse ».

Notre pancréas a également un rôle à jouer. Situé dans notre abdomen, il a de multiples fonctions. Il fabrique des enzymes qui permettent la digestion des aliments (glucides, protides, lipides), c'est sa fonction exocrine*. Il fabrique aussi des hormones, principalement l'insuline (par les cellules bêta*) et le glucagon* (par les cellules alpha), qui interviennent directement pour réguler le taux de sucre, c'est sa fonction endocrine.

L'insuline* est une hormone hypoglycémiante*, c'est-à-dire qui diminue le taux de sucre. Pour cela, elle a plusieurs actions :

- elle met en réserve le sucre au niveau du foie, des muscles mais aussi du tissu adipeux ;
- elle empêche le foie de fabriquer du sucre (la néoglucogenèse) ;
- elle permet, comme une clef qui ouvre une porte, au sucre d'entrer dans les cellules et d'y être utilisé comme source d'énergie.

Le vécu d'Annabelle

« Je croyais savoir plus ou moins ce qu'était le diabète, jusqu'à ce que le Professeur Bordier prenne le temps de me l'expliquer clairement. Comprendre avec précision le dysfonctionnement qu'engendre votre pathologie aide énormément dans les « efforts » que l'on va vous demander pour contribuer à améliorer votre santé. Vous ne ferez pas les choses de façon mécanique mais en pleine conscience ! Soyez acteur de votre pathologie autant que vous le pouvez, cela favorisera une chose essentielle : ne pas avoir le sentiment de subir la situation ! Car quand on est malade, c'est souvent la sensation que l'on a. Alors s'il vous plaît, lisez, renseignez-vous, posez autant de questions que nécessaire ! »

L'insuline est fabriquée au niveau des cellules bêta, regroupées en petits îlots au sein de la glande pancréatique.

Le pancréas joue un rôle majeur dans la régulation de la glycémie. En l'absence de diabète ce système maintient la glycémie normale, que le patient mange ou pas. La libération d'insuline et de glucagon dépend de la valeur de la glycémie. Lorsque la glycémie s'élève, par exemple après un repas, le taux d'insuline augmente et celui du glucagon diminue. Lorsque la glycémie baisse, c'est l'inverse.

Si l'action du glucagon n'est pas suffisante, d'autres hormones peuvent faire augmenter la glycémie lorsqu'elle diminue de façon trop importante. C'est ce que l'on appelle la « contre-régulation hormonale ». Ces hormones sont libérées selon le niveau de glycémie et augmentent la glycémie en favorisant la néoglucogenèse. Il s'agit de l'adrénaline et du cortisol qui sont fabriqués par les glandes surrénales, des petites glandes posées sur les reins, et de l'hormone de croissance, produite par l'hypophyse*, qui est une petite glande située au milieu du cerveau et qui régule la fabrication de nombreuses hormones.

LES POINTS CLÉS À RETENIR

1. **Régulation de la glycémie par le pancréas :** l'insuline (diminue la glycémie) et le glucagon (l'augmente) sont fabriqués par le pancréas et maintiennent un taux de sucre normal.
2. **Sources de glucose :** le glucose provient de l'alimentation, des réserves du foie et de la fabrication par néoglucogenèse à partir de composés non glucidiques.
3. **Contre-régulation hormonale :** en cas de glycémie basse, d'autres hormones (adrénaline, cortisol, hormone de croissance) augmentent la glycémie pour soutenir l'organisme.

Diabète et prédiabète* : où en est votre glycémie ?

La taux de sucre varie au cours de la journée, mais sans jamais dépasser certaines limites.

Le diabète

Le diabète se définit par un excès de sucre dans le sang. Le diagnostic repose sur la mesure du taux de sucre (ou glycémie) par une simple prise de sang.

La glycémie est normale entre 0,8 et 1,10 g/l. Lorsque le taux de sucre à deux reprises à jeun est supérieur ou égal à 1,26 g/l, ou supérieur ou égal à 2 g/l à n'importe quelle heure de la journée, le diagnostic de diabète peut être affirmé.

Une autre façon de détecter un diabète est de réaliser une hyperglycémie provoquée par voie orale (ou HGPO*) après la prise orale de 75 grammes de sucre (sous forme liquide). On y recourt surtout aujourd'hui pour le dépistage du diabète gestationnel*, diabète qui survient pendant la grossesse.

La glycémie est mesurée avant la prise de glucose puis une heure et deux heures après.
C'est la glycémie à deux heures de la prise de glucose qui nous intéresse. Elle est normale si elle est inférieure à 1,40 g/l et le patient est diabétique si elle est supérieure ou égale à 2 g/l. Entre les deux, le patient présente une intolérance au glucose, c'est-à-dire un état prédiabétique.

L'HGPO n'est pas une épreuve très agréable car elle entraîne souvent des nausées ou des vomissements. La tolérance est améliorée si les 75 grammes de glucose ont été placés préalablement au réfrigérateur. La lourdeur de cet examen qui oblige le patient à rester deux heures au laboratoire et sa médiocre tolérance font qu'il est assez peu utilisé pour le diagnostic du diabète. Il est en revanche systématiquement utilisé pour le diagnostic du diabète gestationnel chez les femmes à risque.

Le vécu d'Annabelle

Avant d'être diagnostiquée, je faisais des prises de sang environ tous les 6 mois, que je prenais à la légère. Je ne montrais pas les résultats à mon médecin car j'estimais que ça allait... J'ai été bête car c'est à ce moment-là que l'on aurait pu agir ! Je n'ai pas compris qu'une glycémie à jeun à 1,20 g/l alors que l'on est considéré comme diabétique à 1,26, eh bien, en réalité, ça n'est pas bon. Cela veut dire que « le processus » est enclenché et que si rien n'est fait, le diabète va s'installer. C'est ce qu'il s'est passé pour moi. Avec une glycémie à jeun à 1,50 g/l, je ne trouvais toujours pas ça grave. Je sais aujourd'hui que je suis la seule responsable de cette non-prise de conscience et qu'avec un peu plus de sérieux et de maturité, j'aurais pu m'éviter bien des tracas.

Le prédiabète

Le prédiabète est la situation où la glycémie n'est plus normale mais n'atteint pas encore le seuil de définition du diabète.

Un premier type de prédiabète est « l'hyperglycémie modérée à jeun » lorsque la glycémie à jeun se situe entre 1,10 et 1,25 g/l. Pour mémoire, le diabète se définit par une glycémie à jeun supérieure ou égale à 1,26 g/l à deux reprises.

Il existe un autre type de prédiabète qui est l'intolérance au glucose. Elle se définit sur la glycémie mesurée deux heures après l'absorption de 75 grammes de glucose par voie orale (HGPO). Chez le sujet qui a une tolérance glucidique normale, la glycémie deux heures après la charge en sucre doit rester inférieure à 1,40 g/l. Si elle se situe entre 1,40 et 1,99 g/l, on parlera alors d'intolérance au glucose. Au-delà de 2 g/l, le patient est considéré comme diabétique.

Le prédiabète est une zone « grise » qui signifie que le patient est au seuil du diabète. S'il ne change rien, la glycémie continue à s'élever et le diabète survient. Si, au contraire, il améliore son mode de vie et d'alimentation, perd un peu de poids, il peut retarder l'apparition du diabète. Il n'y a donc pas de « petite » anomalie de la glycémie sur une prise de sang mais au contraire une situation à prendre rapidement en charge.

LES POINTS CLÉS À RETENIR

1. **Diagnostic du diabète :** le diabète se caractérise par une glycémie à jeun ≥ 1,26 g/l (à deux reprises) ou ≥ 2 g/l à tout moment de la journée. L'HGPO (test de charge en glucose) est principalement utilisée pour dépister le diabète gestationnel.
2. **Le prédiabète :** c'est une phase intermédiaire avec une glycémie à jeun entre 1,10 et 1,25 g/l ou une glycémie deux heures après HGPO entre 1,40 et 1,99 g/l, signalant un risque accru de développer un diabète.
3. **Importance de la prévention :** le prédiabète est réversible. Des changements de mode de vie comme une meilleure alimentation et une perte de poids permettent d'éviter l'évolution vers un diabète avéré.

Les différents types de diabète

Il existe plusieurs types de diabète qui diffèrent selon le mécanisme d'apparition de l'excès de sucre dans le sang.

Le diabète de type 1

Le diabète de type 1 touche surtout l'enfant et l'adulte jeune, mais il peut aussi survenir chez des adultes plus âgés. Il représente 6 % de l'ensemble des diabètes en France.

Le pancréas est composé de plusieurs types de cellules. Les cellules bêta qui fabriquent l'insuline dans le pancréas sont détruites par le système immunitaire du patient lui-même qui va se retourner contre lui. C'est ce que l'on appelle une « maladie auto-immune ». Cette destruction est progressive et silencieuse et c'est lorsque la quasi-totalité des cellules bêta sont détruites (90 %) que le taux de sucre va monter brutalement.

Le diabète de type 1 se caractérise par une carence totale en insuline, son traitement repose sur l'administration de celle-ci. Sans apport d'insuline, le patient diabétique de type 1 ne peut pas vivre. La découverte de l'insuline par Frederick Banting et Charles Herbert Best date de 1921. Avant cette découverte majeure, les patients touchés par un diabète de type 1 avaient un pronostic très sombre.

La découverte d'un diabète de type 1 est en général bruyante et se manifeste par un syndrome cardinal associant quatre signes (d'où le nom « cardinal »). Le premier est un syndrome polyuro-polydipsique* : le patient urine beaucoup car le rein élimine le sucre dans les urines, et boit beaucoup pour compenser la perte d'eau qui accompagne la perte de sucre. Le malade décrit une soif permanente diurne et nocturne qui l'oblige à se lever plusieurs fois la nuit pour boire, une augmentation importante de ses boissons (jusqu'à parfois 2 à 4 litres par jour ou plus) et une augmentation des urines. Il perd du poids, parfois 5 ou 10 kg, malgré un appétit conservé, et se sent fatigué.

Si le diagnostic n'est pas fait rapidement, le corps, qui ne peut plus utiliser le glucose comme source d'énergie, utilise les graisses. Cette utilisation produit des déchets, les corps cétoniques*, qui sont des produits acides. Leur accumulation entraîne une acidocétose qui associe un taux de sucre élevé, la présence de corps cétoniques et une acidité du sang. Le taux de sucre élevé est mesuré sur une prise de sang. Les corps cétoniques, qui étaient mesurés par des bandelettes dans les urines, sont maintenant quantifiés par des bandelettes particulières sur lesquelles on dépose une goutte de sang. Enfin, l'acidité est évaluée par un « gaz du sang », une prise de sang réalisée dans une artère au niveau du poignet et qui est souvent désagréable et douloureuse.

Progressivement, le syndrome cardinal, la fatigue s'aggravent, le patient a des crampes, parfois des douleurs abdominales, il est déshydraté, respire vite (les poumons essaient d'éliminer l'acidité par la respiration) et son haleine a une odeur caractéristique de pomme reinette, c'est l'odeur de l'acétone.

Le tableau continue à s'aggraver si rien n'est fait et le patient présente des troubles de la conscience, puis un coma. La prise en charge doit alors être réalisée en urgence pour le sauver.

Le diagnostic de diabète de type 1 nécessite la mise en évidence dans le sang d'une hyperglycémie et des anticorps qui témoignent de cette réaction auto-immune.

Les causes du diabète de type 1 ne sont pas parfaitement identifiées. À la différence du diabète de type 2, le rôle de la génétique est moins marqué, néanmoins, il peut exister une prédisposition familiale.

L'environnement est aussi incriminé et notamment l'exposition à certains virus, au lait de vache, ainsi que l'amélioration de l'hygiène qui induirait une réactivité exagérée du système immunitaire, qui se retournerait contre le patient lui-même.

Enfin, on peut observer, sans l'expliquer, une variation de prévalence en fonction des zones géographiques avec un gradient nord-sud : le diabète de type 1 est ainsi beaucoup plus fréquent dans les pays du nord de l'Europe, notamment scandinaves, qu'en France.

Le diabète de type 2

Le diabète de type 2 est le diabète le plus fréquent (92 % des diabètes) et touche surtout l'adulte de plus de 60 ans. Toutefois, l'augmentation du surpoids et de l'obésité chez des patients de plus en plus jeunes peut favoriser l'apparition d'un diabète de type 2 plus tôt.

Le diabète de type 2 a de multiples origines. Les causes génétiques interviennent beaucoup plus que pour le diabète de type 1. Il est ainsi plus fréquent dans certaines familles. Le fait d'avoir un parent atteint d'un diabète de type 2 augmente de 30 % le risque de devenir diabétique chez les enfants. Si un jumeau présente un diabète de type 2, l'autre a 90 % de risque de le devenir également. Ce facteur héréditaire joue un rôle important dans l'apparition d'un diabète.

Un autre facteur important est la situation de surpoids ou d'obésité. L'obésité se définit comme un excès de masse grasse ayant des conséquences néfastes pour la santé et s'évalue de façon indirecte par le calcul de l'indice de masse corporelle, ou IMC*. Il se calcule par le poids en kg divisé par la taille en mètre au carré.

Par exemple : pour un patient qui pèse 95 kg pour 1,80 m, l'IMC est égal à $95/1,8^2 = 29,3$ kg/m².

Les différentes tranches d'IMC

Catégories	IMC (kg/m²)
Sous la normale	< 18,5
Normale	18,5 – 25
Surpoids	25 – 29
Obésité	≥ 30
Grade 1	30 – 34
Grade 2	35 – 39
Grade 3	≥ 40

On distingue deux types d'obésité (voir ci-dessous) : l'obésité gynoïde (plutôt féminine, avec une répartition des graisses au niveau des fesses et des cuisses) et l'obésité androïde (plutôt masculine, avec une accumulation des graisses au niveau du ventre).

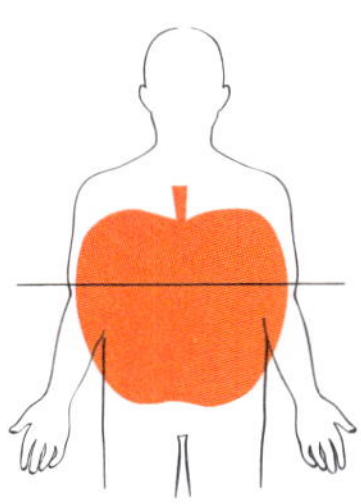

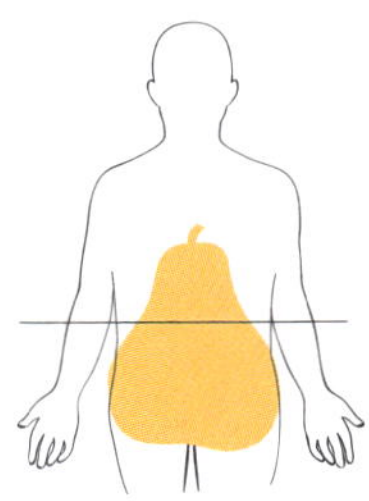

L'obésité gynoïde* intervient peu sur la régulation du taux de sucre. En revanche l'obésité androïde*, qui se caractérise par un excès de masse grasse au niveau abdominal, a des conséquences délétères sur l'action de l'insuline. Le diabète de type 2 est d'ailleurs plus fréquent chez l'homme que chez la femme. L'accumulation de graisse autour des organes abdominaux empêche l'insuline d'agir. Elle est alors moins efficace, c'est ce que l'on appelle « l'insulinorésistance ». Le pancréas fabrique donc plus d'insuline pour faire diminuer le taux de sucre et, à terme, il s'épuise et ne parvient plus à fabriquer suffisamment d'insuline, c'est ce que l'on appelle « l'insulinopénie* ». Il existe donc un lien très fort entre l'obésité abdominale et l'apparition du diabète de type 2.

Le taux de sucre s'élève lentement et le diabète apparaît progressivement, à la différence du diabète de type 1. Le diabète de type 2 est une maladie longtemps silencieuse. Méconnu, il n'est pas pris en charge, évolue et peut être à l'origine de complications qui sont parfois le mode de révélation de ce diabète. Lorsqu'on le découvre, il est souvent difficile de savoir depuis quand le patient est diabétique.

Le diagnostic de diabète de type 2 repose sur un faisceau d'arguments. Il touche en général un sujet d'âge mûr, en situation de surpoids ou d'obésité, qui a des antécédents familiaux de diabète de type 2, ou des antécédents de diabète gestationnel chez les femmes, ou des antécédents de prédiabète, sans signe d'atteinte auto-immune ni cause secondaire. En cas de présentation atypique, par exemple un diabète qui surviendrait chez un sujet plus jeune et mince, qui ne serait pas un diabète de type 1, il faudrait rechercher d'autres causes que nous envisagerons plus loin.

Le vécu d'Annabelle

Mon grand-père était diabétique et mon père l'est également. Je n'ai jamais pris ce critère génétique au sérieux, me disant : « Ça va, je suis jeune, j'ai le temps d'y penser ! » Mais la réalité m'a très vite rattrapée. Tout a dérapé quand ma mère a fait un AVC. En sortant de l'hôpital, elle a dû faire des examens sanguins de contrôle et j'en ai également profité pour faire une prise de sang. Lorsque le labo m'a appelée, quelques heures plus tard, j'ai pris peur car je pensais que c'était pour ma mère, suite à son AVC. Mais pas du tout, le problème, c'était moi. J'avais 3,20 g/l de glycémie à jeun et 11,6% d'hémoglobine glyquée*. Ce qui est juste une catastrophe ! Ils m'ont dit d'aller en urgence chez mon médecin traitant car sans traitement, j'étais clairement en danger. J'ai couru dans la seconde chez mon généraliste qui m'a instantanément mise sous metformine avant que je voie une endocrinologue spécialisée en diabète. À ce moment-là, croyez bien que je m'en suis voulu de ne pas avoir été plus vigilante face aux résultats des prises de sang que je faisais depuis plusieurs années.

Le diabète gestationnel (DG)

Cette entité désigne une hyperglycémie de sévérité variable apparue au cours de la grossesse, surtout vers la fin, et disparaissant au moins temporairement après l'accouchement.

Le diabète gestationnel doit être dépisté chez les patientes à risque :
- âgées de ≥ 35 ans ;
- ou dont l'IMC est ≥ 25 kg/m^2 ;
- ou qui ont un antécédent de diabète gestationnel ou de macrosomie fœtale* (gros bébé) ;
- ou un antécédent de diabète de type 2 chez un apparenté du premier degré (c'est-à-dire les parents ou un frère ou une sœur).

Ce dépistage est réalisé entre la 24e et la 28e semaine de la grossesse par une hyperglycémie provoquée par voie orale (ou HGPO, voir page 22) à 75 grammes. C'est à cette période de la grossesse que le risque d'élévation de la glycémie est le plus important.

Le diabète gestationnel est défini par une glycémie à jeun ≥ 0,92 g/l, et/ou ≥ 1,80 g/l après 1 heure, et/ou ≥ 1,53 g/l après 2 heures. Ces normes, différentes de celles évoquées précédemment pour le diagnostic d'un diabète, ont été définies grâce aux études épidémiologiques qui ont bien démontré la continuité du risque entre l'élévation de la glycémie et les complications materno-fœtales de ce diabète particulier.

Le diabète gestationnel, s'il n'est pas pris en charge, favorise chez la mère une hypertension artérielle sévère (appelée aussi « toxémie gravidique »*) pendant la deuxième partie de la grossesse. Il augmente le risque de césarienne en provoquant une prise de poids trop importante de l'enfant, appelée « macrosomie fœtale », ce qui va compliquer l'accouchement à la fois pour la mère et pour l'enfant. La prise en charge de ce diabète gestationnel réduit ces risques. Elle repose sur l'équilibre alimentaire, l'activité physique adaptée et si cela n'est pas suffisant, sur l'insulinothérapie. L'insulinothérapie est administrée selon un schéma dépendant des valeurs de glucose : parfois une seule injection d'insuline lente suffit, parfois il faut administrer aussi de l'insuline rapide avant chaque repas.

Après l'accouchement, le diabète gestationnel a des conséquences à plus long terme. Chez la mère, il peut réapparaître lors de la grossesse suivante et il multiplie par 7, tout au long de la vie, le risque de la maman de développer un diabète de type 2. Chez l'enfant, il majore le risque d'obésité à partir de 6 ans, surtout si la mère est en surpoids ou en situation d'obésité, et enfin de développer un diabète de type 2.

La grossesse peut aussi être l'occasion de découvrir un diabète préexistant jusqu'alors méconnu. En cas de facteur de risque, il est recommandé de faire un contrôle de la glycémie à jeun en début de grossesse. Si la glycémie est anormale en début de grossesse, le diabète préexiste à celle-ci.

Les diabètes génétiques

Appelés diabètes monogéniques*, ou MODY *(Maturity Onset Diabetes of the Youth),* il s'agit de diabètes liés à l'anomalie d'un seul gène qui est impliqué soit dans la sécrétion de l'insuline, soit dans le développement du pancréas. L'anomalie génétique est transmise par un seul parent et suffit à transmettre la maladie, mais elle peut aussi survenir chez un sujet sans antécédent (on dit alors *« de novo »*). De nombreux types de diabètes MODY existent et on continue à en découvrir régulièrement.

Ces diabètes se différencient du diabète de type 1 et du diabète de type 2. Ils surviennent à un âge jeune, avant 40 ans, sans que le patient présente de surpoids ou d'obésité, et il n'y a pas d'auto-anticorps détecté comme dans le diabète de type 1. L'interrogatoire retrouve des antécédents familiaux de diabète, sans surpoids ni obésité.

Le diagnostic est ainsi parfois difficile et ce type de diabète peut être étiqueté à tort « diabète de type 2 ». Le diagnostic se fait par la recherche génétique sur une simple prise de sang après avoir obtenu le consentement éclairé du patient. Il est très important de bien identifier la mutation génétique à l'origine du diabète pour le patient et pour sa famille, car selon l'anomalie en cause, le traitement et le pronostic seront très différents. Pour certaines mutations, aucun traitement n'est nécessaire : le taux de sucre va en effet rester stable et modérément élevé tout au long de la vie et les complications de la maladie sont exceptionnelles. C'est ainsi le cas du diabète MODY 2 qui se manifeste par une glycémie modérément élevée, très stable dans le temps et qui n'induit pas de complication.

Pour d'autres mutations, le patient doit bénéficier rapidement d'un traitement par insuline et les complications de la maladie surviennent plus rapidement.

Le diabète dans les autres maladies

Un diabète peut survenir au cours des maladies qui touchent le pancréas (comme les pancréatites aiguës ou chroniques) ou de maladies endocriniennes* (hyperthyroïdie, maladie des glandes surrénales).

Il peut par exemple compliquer l'hémochromatose, une maladie génétique fréquente en France. Elle se caractérise par un défaut de régulation du fer dans l'organisme, qui se dépose dans différents organes et les détruit. La surcharge de fer au niveau du pancréas altère son fonctionnement et favorise l'apparition du diabète.

Un diabète peut aussi compliquer la mucoviscidose*. Cette maladie touche principalement les poumons mais aussi le système digestif. Elle provoque une fibrose* kystique du pancréas, à l'origine du diabète.

Lorsque le patient est touché par une de ces maladies, le dépistage du diabète doit être réalisé.

LES POINTS CLÉS À RETENIR

1. **Diabète de type 1 :** maladie auto-immune dans laquelle les cellules bêta du pancréas qui fabriquent l'insuline sont détruites, entraînant une carence totale en insuline. Son apparition est brutale et il nécessite un traitement à vie par insulinothérapie.
2. **Diabète de type 2 :** associé au surpoids, à l'obésité abdominale et aux antécédents familiaux. Il évolue silencieusement et résulte d'une insulinorésistance. La prévention repose sur l'équilibre alimentaire et l'activité physique.
3. **Diabète gestationnel :** hyperglycémie survenant pendant la grossesse, augmentant les risques à long terme pour la mère (diabète de type 2) et l'enfant (obésité, diabète). Il est traité par des modifications thérapeutiques du mode de vie et si cela n'est pas suffisant par de l'insuline.

Peut-on prévenir un diabète de type 2 ?

Les facteurs à l'origine du diabète de type 2 sont multiples et il est possible d'agir sur certains d'entre eux.

Le facteur génétique joue un rôle important dans l'apparition d'un diabète, mais n'est malheureusement pas modifiable. Cependant, le fait d'avoir des antécédents familiaux proches de diabète de type 2 peut inciter le patient à contrôler régulièrement sa glycémie et à faire attention à son mode de vie.

Un autre facteur important est la surcharge pondérale ou l'obésité. Ce facteur est en théorie modifiable. Le patient peut agir en améliorant son équilibre alimentaire, en faisant de l'activité physique et en perdant du poids. Une perte de 5 % du poids améliore la sensibilité à l'insuline et diminue la glycémie. Cependant, ces mesures faciles à concevoir sont parfois bien difficiles à mettre en œuvre et à pérenniser. Les changements sociétaux qui touchent tous les pays en sont à l'origine. Notre mode de vie s'est modifié, nous sommes devenus sédentaires et notre alimentation s'est enrichie. Progressivement, la population prend du poids, augmente son tour de taille.

Ce phénomène touche particulièrement les plus jeunes et fait le lit de l'insulinorésistance* qui favorise l'apparition du diabète de type 2.

Le vécu d'Annabelle

Ne m'étant pas rendu compte de mon prédiabète, je n'ai pas pris conscience de l'importance de l'adaptation de mon mode de vie. Devant un bon bœuf bourguignon ou n'importe quel autre plat savoureux, je me disais : « Oh ça va, une fois ce n'est pas un drame non plus ! » Alors, effectivement, ça n'est pas un drame, mais quand le « une fois » est en réalité deux, trois fois dans la semaine, ça peut finalement vite devenir très problématique ! Et le sport… Jamais de la vie je n'ai fait d'exercice ou une quelconque activité physique ! Je vais être très honnête, si le sport ne fait pas partie de ma vie, c'est surtout que je n'ai jamais envisagé l'impact positif que ça aurait pu avoir sur mon organisme… Mais il n'est jamais trop tard !

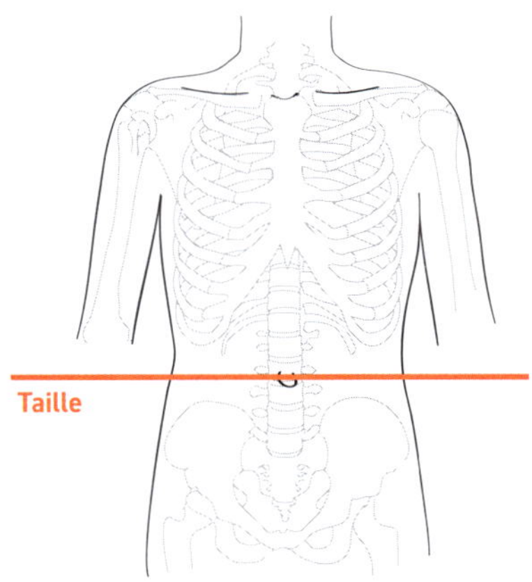

Le dépistage de l'insulinorésistance est très important et peut être fait simplement par la mesure du tour de taille en consultation, avec un mètre-ruban. Il se mesure à mi-distance entre le bord supérieur du bassin et des dernières côtes flottantes, en expiration douce. Les valeurs de tour de taille sont définies selon l'origine géographique. En Europe, une valeur supérieure à 94 cm chez l'homme et à 80 cm chez la femme est anormale. La mesure du tour de taille, comme le poids et l'IMC, pourront être suivis en consultation.

Enfin, la mise en évidence d'un prédiabète est une étape importante qui ne doit pas être négligée et qui doit alerter le médecin et le patient. En effet, l'évolution risque de se faire progressivement vers l'apparition d'un authentique diabète si aucune précaution n'est prise. À ce stade, il n'y a pas d'indication à débuter un traitement par médicament, mais il est très important de modifier son mode de vie. Ces modifications paraissent simples : mieux équilibrer son alimentation, perdre un peu de poids, être moins sédentaire… mais cela n'est pas si facile à mettre en œuvre.

Ces mesures sont pourtant très efficaces pour retarder l'apparition du diabète de plusieurs années. Malheureusement, ces prédiabètes sont silencieux et trop souvent négligés par les médecins et les patients qui considèrent à tort que c'est « juste une glycémie un peu au-dessus de la norme ».

LES POINTS CLÉS À RETENIR

1. **Facteur modifiable : surpoids et obésité.** Perdre 5 % de poids améliore la sensibilité à l'insuline et diminue la glycémie, mais cela nécessite des efforts durables sur l'alimentation et l'activité physique.
2. **Insulinorésistance et tour de taille :** une mesure simple du tour de taille (seuils : > 94 cm pour les hommes, > 80 cm pour les femmes) permet de dépister l'insulinorésistance, qui est associée à l'apparition du diabète de type 2.
3. **Importance du prédiabète :** le prédiabète, souvent négligé, doit conduire à des modifications du mode de vie pour prévenir l'apparition d'un diabète de type 2.

Quels sont les signes qui doivent vous alerter ?

Le diabète de type 2 est une maladie longtemps silencieuse : le taux de sucre s'élève doucement, le plus souvent sans signe d'alerte pour le patient. C'est une maladie insidieuse et qui évolue à bas bruit. S'il n'est pas diagnostiqué, traité et bien équilibré, le diabète de type 2 peut favoriser l'apparition des complications qui font toute sa gravité.

Le diagnostic est souvent fait à l'occasion d'un « bilan » sanguin. Si le taux de sucre est anormal, supérieur à 1,26 g/l, il faudra alors le confirmer sur un deuxième dosage à jeun.

Certains symptômes peuvent également alerter et conduire au diagnostic comme des infections, des mycoses génitales à répétition ou un retard de cicatrisation d'une plaie. L'excès de sucre favorise les infections en diminuant notamment nos défenses immunitaires ; par ailleurs, les micro-organismes à l'origine des mycoses se développent mieux en présence de sucre. Il faut dans ces cas-là bien penser à mesurer la glycémie à jeun.

Le diabète de type 2 doit aussi être recherché à l'occasion d'une complication grave comme un infarctus, un AVC, ou une plaie du pied qui peut malheureusement être l'occasion de découvrir la maladie.

Enfin, des signes d'appel existent, mais ils sont tardifs. Lorsque le taux de sucre s'élève beaucoup dans le sang (au-delà de 1,8 g/l), le rein « l'élimine » dans les urines. Le sucre emporte avec lui de l'eau et le patient urine plus que d'habitude : le jour et la nuit. La perte d'eau importante augmente la soif du patient qui boit beaucoup et de façon inhabituelle, ce que l'on appelle le « syndrome polyuro-polydipsique ». Par ailleurs, comme chaque gramme perdu de sucre représente 4 kcal, cette perte urinaire de sucre entraîne une perte de poids qui peut être importante. L'association de cette perte de poids et du syndrome polyuro-polydipsique est appelée « syndrome cardinal ». Le taux de sucre est en général élevé dans cette circonstance, et le diagnostic est rapidement établi.

Le vécu d'Annabelle

Quelques mois avant l'annonce de ma pathologie, des signes auraient pu m'alerter, comme le fait que je boive énormément, environ 3,5 litres d'eau par jour ! C'est mon mari qui me l'a fait remarquer car nous avons une machine soda Stream qui gazéifie l'eau à la maison. Une cartouche de gaz me fait normalement 2 à 3 mois, là une cartouche durait 10 jours ! La nuit, j'avais aussi de véritables bouffées de chaleur durant lesquelles je me retrouvais littéralement en eau ! Au point de penser que j'étais en train de faire une préménopause. C'est ce qui m'arrive maintenant souvent quand je fais une grosse variation de glycémie, que je monte haut et redescends rapidement. Mais ça, je ne l'ai compris que trop tard.

Il existe des situations dans lesquelles la recherche d'un diabète est recommandée. Ce dépistage cible les patients qui présentent un risque accru de développer un diabète et permet d'identifier la maladie alors que le patient n'a encore aucun symptôme ou complication. Il se fait par la mesure du taux de sucre à jeun sur une prise de sang. Ce dépistage est recommandé tous les ans dans les situations suivantes :

- à partir de 45 ans ;
- en cas d'antécédent familial proche de diabète ;
- pour les patients en situation de surpoids ou d'obésité, surtout en cas de répartition androïde des graisses (répartition des tissus graisseux dans la partie supérieure du corps) ;
- pour les femmes en cas d'antécédent de diabète gestationnel (diabète qui survient pendant la grossesse) ou si elles ont accouché d'un gros bébé de plus de 4 kg ;
- en cas de facteurs de risque cardiovasculaire associés comme l'hypertension ou l'hypercholestérolémie* ;
- en cas de prédiabète connu ;
- en cas de traitement à risque (comme la prise de corticoïdes) ;
- en cas d'antécédent de pancréatite ;
- en cas de syndrome des ovaires polykystiques* qui est associé à une insulinorésistance.
- en cas de complications du diabète (infarctus, AVC...).

LES POINTS CLÉS À RETENIR

1. **Évolution silencieuse et diagnostic tardif:** le diabète de type 2 s'installe progressivement, souvent sans symptômes initiaux, et peut être détecté tardivement lors de bilans sanguins ou de complications graves (infarctus, AVC, plaies infectées).

2. **Symptômes d'alerte possibles:** des infections récurrentes, mycoses génitales, retard de cicatrisation, ou des signes tardifs (soif intense, urines fréquentes, perte de poids) peuvent signaler la maladie.

3. **Dépistage ciblé recommandé:** il est conseillé d'effectuer un dépistage annuel pour les personnes à risque accru, comme celles âgées de 45 ans et plus, ayant des antécédents familiaux de diabète, un surpoids ou une obésité, des antécédents de diabète gestationnel, ou des facteurs de risque cardiovasculaire ou des antécédents de prédiabète, ou à l'occasion d'une complication du diabète.

QUELLE SURVEILLANCE ?

Tout au long de sa vie de diabétique, le patient sera suivi par son médecin. Ce dernier évalue l'état de santé global de son patient, l'équilibre du diabète, la tolérance et l'efficacité des médicaments prescrits et la qualité de l'adhésion du patient aux différents traitements. Enfin, il dépiste ou suit les éventuelles complications de la maladie.

Avant de prescrire des examens, le médecin commence par interroger le patient et l'examiner. Certains signes d'appel pourront conduire à la réalisation d'examens complémentaires.

Les examens pour la surveillance du diabète concernent :
- l'efficacité et la tolérance du traitement ;
- la recherche des complications du diabète ;
- la recherche des maladies associées.

Cette surveillance se fait au cours des consultations et hospitalisations par l'interrogatoire, l'examen clinique et la réalisation d'examens biologiques ou d'examens complémentaires.

L'efficacité du traitement

L'efficacité du traitement est évaluée par la qualité de l'équilibre des glycémies. Pour cela plusieurs éléments sont utilisés.

Le dosage de l'HbA1c ou hémoglobine glyquée par une prise de sang

L'HbA1c correspond au sucre qui se dépose sur les globules rouges. Elle reflète la qualité de l'équilibre des glycémies sur les trois mois précédents (car nos globules rouges vivent trois mois). Ce dosage est donc réalisé tous les trois mois. C'est un chiffre exprimé en pourcentage et qui correspond à une glycémie moyenne. Chez la personne non diabétique, l'HbA1c est inférieure à 5,6 %. Par exemple 7 % d'HbA1C correspond à une glycémie moyenne de 1,5 g/l, une HbA1C à 8 % correspond à une glycémie moyenne à 1,8 g/l.

Le contrôle des glycémies capillaires

Le patient se pique le bout du doigt et dépose une goutte de sang sur une bandelette lue par un lecteur de glycémie. Ces contrôles sont nécessaires si le patient a un médicament qui provoque des hypoglycémies ou pour adapter son traitement selon le niveau de la glycémie, par exemple s'il est traité par de l'insuline. Dans ce dernier cas, le patient doit réaliser plusieurs contrôles par jour des glycémies capillaires.

Le contrôle des glycémies en continu

On les contrôle avec un capteur que l'on garde plusieurs jours sur la peau. Ce dispositif est pris en charge par la Sécurité sociale si le patient a au moins une injection d'insuline par jour. Les informations apportées par la mesure en continu du glucose sont inestimables. Elles permettent de connaître la glycémie et surtout son évolution, sa tendance pour les minutes à venir (vers le haut ou vers le bas) en permanence, même lorsque le patient dort. Il est par ailleurs possible pour le patient de régler des alarmes en cas d'hypoglycémie ou d'hyperglycémie, ce qui lui permet d'agir pour corriger la situation. Elles permettent aussi une surveillance à

Le vécu d'Annabelle

Je ne suis pas insulinodépendante, donc les capteurs de contrôle de glycémie en continu ne me sont pas remboursés par la Sécurité sociale. En effet, tous les diabétiques ne peuvent pas bénéficier des capteurs mais uniquement ceux dont le traitement inclut une prise d'insuline. Je trouve ça vraiment dommage car les premiers mois après l'annonce d'un diabète, c'est exactement ce genre d'outil dont on a besoin pour comprendre l'impact des aliments sur son organisme et pouvoir contrôler sa glycémie autant de fois que nécessaire.

---

distance par le professionnel de santé pour aider le patient dans l'adaptation du traitement et l'équilibre de son diabète.

La tolérance du traitement doit être réévaluée systématiquement à chaque consultation car les effets indésirables peuvent apparaître secondairement. Certains d'entre eux peuvent être corrigés, d'autres, au contraire, nécessitent l'arrêt du traitement en cause.

LES COMPLICATIONS DU DIABÈTE TOUCHENT PLUSIEURS ORGANES

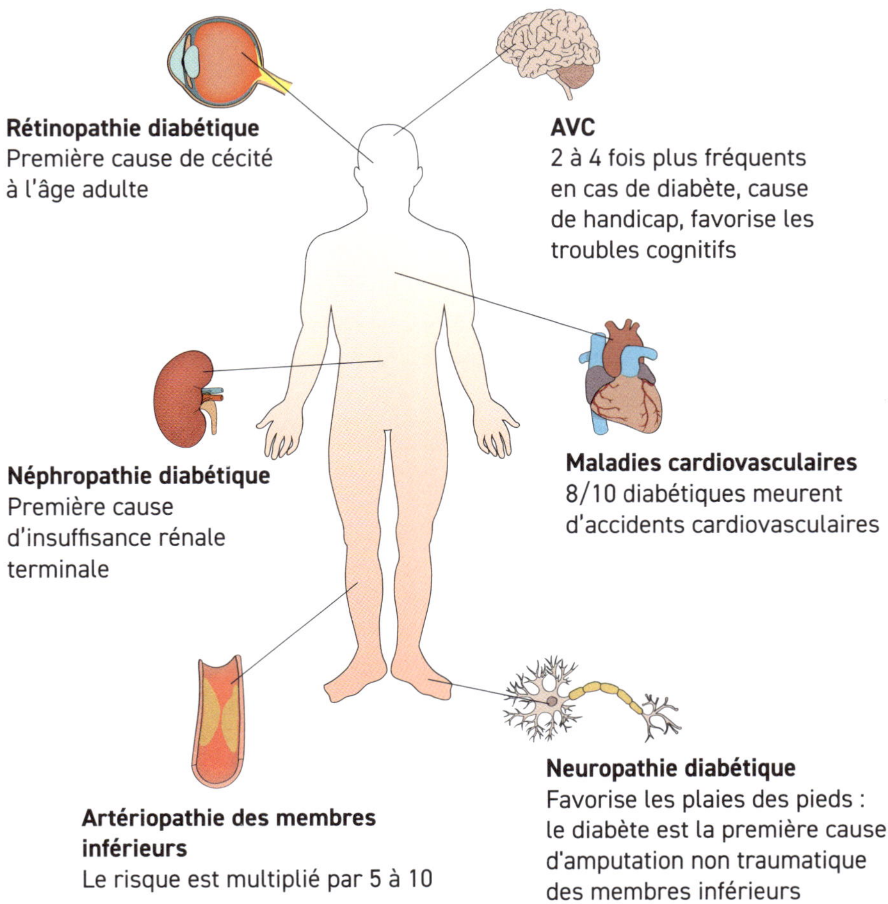

Les complications au niveau des petits vaisseaux

On peut comparer les dégâts que fait le diabète au niveau des vaisseaux sanguins à du caramel qui va abîmer l'intérieur du vaisseau et le boucher. Les complications touchent les yeux, les reins et les nerfs : c'est la microangiopathie.

Les yeux : contrôle ophtalmo tous les ans !

L'atteinte des yeux est particulièrement redoutée des patients et reste une cause possible de cécité si elle n'est pas dépistée et prise en charge.

Le diabète peut occasionner une atteinte de la rétine de l'œil : c'est la rétinopathie diabétique.

La rétine est une fine membrane située à l'arrière de l'œil. Elle reçoit les informations lumineuses et les transmet au cerveau. Au centre de la rétine se situe une zone très importante : la macula*, qui est responsable de la vision fine.

La rétine est parcourue de nombreux petits vaisseaux sanguins que l'excès de sucre peut altérer en les rendant perméables et fragiles. Le manque d'oxygène au niveau de l'œil (aussi appelé « ischémie* ») entraîne la fabrication de vaisseaux de mauvaise qualité (néo-vaisseaux) qui peuvent facilement se rompre et saigner, et sont alors à l'origine d'une baisse de l'acuité visuelle.

La rétinopathie est silencieuse jusqu'à l'apparition de complications tardives, parfois irréversibles. C'est la raison pour laquelle, tous les ans, un examen du fond d'œil doit être réalisé. Cet examen simple permet de visualiser les vaisseaux rétiniens et de rechercher des anomalies. Ainsi, on peut déterminer s'il existe ou pas une rétinopathie et quel est son stade. Cet examen peut nécessiter une dilatation de la pupille avec des gouttes. La dilatation dure une ou deux heures pendant lesquelles la vision est altérée, le patient ne peut ni lire ni conduire.

Le vécu d'Annabelle

Lorsque vous faites votre check-up annuel chez votre ophtalmo, demandez si le fond de l'œil est réalisé avec ou sans gouttes pour vous dilater la pupille ! Si c'est un examen avec gouttes, emportez des lunettes de soleil et ne prévoyez pas de travailler ensuite. Vos pupilles étant dilatées, vous serez ultrasensible à la lumière et ne pourrez effectuer aucune tâche nécessitant de lire ou d'écrire. Il vous sera aussi très compliqué de conduire ! Pensez à votre moyen de locomotion pour aller à ce rendez-vous médical. Enfin, si vous avez des soucis de mobilité, essayez de venir accompagné à ce rendez-vous car seule, vous risquez ensuite de perdre l'équilibre.

La prévention et la prise en charge de la rétinopathie diabétique reposent sur l'équilibre du diabète et de la pression artérielle. En cas d'équilibre brutal des glycémies, il est possible d'observer de façon paradoxale une aggravation initiale de la rétinopathie installée. Il faut alors équilibrer les glycémies de façon plus progressive.

Les atteintes débutantes peuvent régresser, disparaître. En revanche, il n'y a pas de traitement qui permette de soigner les atteintes plus graves. La prise en charge consiste à utiliser le laser pour détruire les zones qui souffrent du manque d'oxygène, afin d'éviter l'apparition des néo-vaisseaux fragiles et dangereux. Il s'agit d'un traitement qui prévient l'aggravation de la rétinopathie et protège la vision du patient.

En cas de saignement dans l'œil, appelé « hémorragie du vitré », une intervention chirurgicale est nécessaire pour enlever le vitré et la zone de saignement : c'est une vitrectomie*.

L'amélioration du dépistage et les progrès des traitements ont fait diminuer les formes graves de la rétinopathie diabétique*.

Le diabète peut également provoquer un œdème* (gonflement) au niveau de la macula qui fait baisser l'acuité visuelle. Pour évaluer cet œdème, on utilise un examen très simple, l'OCT* (tomographie en cohérence optique), qui ressemble à une échographie. C'est l'ophtalmologue qui décide de réaliser cet examen.

Pour diminuer l'œdème maculaire, il est possible de recourir à des injections de médicaments à l'intérieur de l'œil (injections intra-vitréennes). L'évolution de l'œdème est évaluée par le contrôle de l'OCT.

Les reins : prise de sang et examen d'urine au moins tous les ans

Le diabète et l'hypertension artérielle sont à ce jour les deux premières causes d'insuffisance rénale terminale et d'entrée en dialyse en France.

Le diabète peut abîmer le fonctionnement des reins et notamment la partie qui filtre le sang et fabrique l'urine, que l'on appelle le « glomérule* », en provoquant une fibrose : des substances inflammatoires s'accumulent dans le glomérule et altèrent son fonctionnement. L'excès de sucre affaiblit le fonctionnement du glomérule qui laisse partir dans les urines des protéines qu'il devrait normalement réabsorber. L'atteinte du rein est silencieuse très longtemps et ne s'exprime qu'au stade de l'insuffisance rénale terminale par une fatigue, un gonflement des jambes, des crampes ou des troubles digestifs.

Le dépistage doit donc être systématique et comprend deux analyses.

- Une prise de sang qui mesure le taux de créatinine (déchet qui provient des muscles). Celui-ci permet d'évaluer le débit de filtration glomérulaire (DFG), qui évalue la capacité des reins à filtrer correctement le sang. Le DFG est estimé par des formules ou calculé par le laboratoire d'analyses médicales. Le DFG est normal au-dessus de 90 ml/min/1,73 m^2. Dès qu'il est inférieur à 60 ml/min/1,73 m^2, il existe une maladie rénale débutante.
- Une analyse d'urines sur échantillon qui recherche la présence d'une protéine dans les urines, l'albumine, et calcule le ratio albuminurie/créatininurie ou « RAC ». Ce RAC est normal en dessous de 30 mg/g ou de 3 mg/mmol.

Ces deux analyses doivent être réalisées au moins une fois par an, parfois plus fréquemment lorsque l'une ou l'autre n'est plus normale. Ces mesures sont interprétables lorsque la situation du patient est stable. La fonction rénale peut en effet se dégrader et le taux de protéines dans les urines augmenter de façon transitoire en cas d'infection ou de fièvre par exemple.

Tout peut revenir à la normale à distance de cet épisode aigu. L'analyse est alors recontrôlée à distance de l'événement infectieux.

Si le DFG est inférieur à 60 ml/min/1,73 m^2 et/ou le RAC supérieur à 30 mg/g (ou à 3 mg/mmol) pendant plus de trois mois, le patient présente une maladie rénale chronique. Sa fonction rénale peut s'aggraver jusqu'à l'insuffisance rénale terminale : le rein ne fonctionne plus du tout et il faudra recourir à un traitement de suppléance rénale comme la dialyse. L'atteinte du rein est par ailleurs un facteur de risque cardiovasculaire majeur.

La prévention et la prise en charge de l'atteinte rénale liée au diabète (aussi appelée la « néphropathie diabétique ») reposent sur l'équilibre du diabète, de la pression artérielle, de l'hypercholestérolémie et le sevrage du tabac. Tous ces facteurs participent en effet à la dégradation de la fonction rénale, le rein étant un organe cible de ces facteurs de risque qui vont abîmer les vaisseaux qui le nourrissent.

Pour contrôler l'hypertension artérielle (HTA)*, les inhibiteurs de l'enzyme de conversion (IEC)* et les antagonistes de l'angiotensine 2 (ARA2) sont particulièrement intéressants car ils ont démontré leur efficacité pour réduire la progression de la maladie rénale chronique, l'albuminurie, et protéger les patients. Ces traitements sont incontournables dans la prise en charge de la néphropathie diabétique. Les IEC peuvent occasionner une toux sèche liée à leur mécanisme d'action, on les remplace alors par les ARA2 qui n'occasionnent pas cet effet indésirable. En début de traitement, on peut observer une diminution transitoire du DFG qui s'améliore secondairement.

Les autres traitements anti HTA peuvent être utilisés également en association avec les IEC et les ARA2.

Parmi les antidiabétiques oraux, la famille des gliflozines* permet, en plus de son effet sur la glycémie, de protéger de façon très importante la fonction rénale des patients. Leur action est complémentaire des IEC et des ARA2.

Les nerfs : surveiller la perte de sensibilité

L'excès de sucre altère le fonctionnement des nerfs. Cette neuropathie se présente de façon très différente selon le territoire concerné.

Le signe le plus fréquent est l'atteinte de la sensibilité qui débute au niveau des pieds et se manifeste soit par une perte de sensations, soit au contraire par des douleurs de type brûlure ou décharges électriques. La perte de sensibilité joue un rôle très important dans l'apparition des plaies des pieds des patients vivant avec un diabète. Cette atteinte s'associe souvent à un déficit des muscles entraînant secondairement une diminution de la force motrice, le nerf jouant un rôle dans le maintien de la masse musculaire.

La neuropathie diabétique peut aussi toucher beaucoup d'autres organes comme le système cardiaque, l'appareil digestif, l'appareil urinaire et génital ainsi que la sudation : c'est la neuropathie végétative*. Certaines atteintes des nerfs sont également plus fréquentes en cas de diabète comme le syndrome du canal carpien. Il s'agit d'un syndrome très fréquent lié à la compression du nerf médian au niveau du poignet du fait de l'épaississement et de la rigidité des tissus provoqués par le diabète. Le patient décrit des fourmillements au niveau des trois premiers doigts, une diminution de la sensibilité au niveau de la main, des douleurs de la paume puis ensuite une baisse de force. L'électromyogramme, expliqué ci-dessous, confirme le diagnostic et évalue la souffrance du nerf.

Pour explorer la sensibilité, on utilise le monofilament* (voir ci-contre) de type Semmes-Weinstein®. Le professionnel de santé demande au patient s'il sent le contact du monofilament au niveau de la face plantaire de l'avant pied et du gros orteil (trois sites). Si le patient se trompe plus de deux fois, il existe une perte de la sensibilité et une neuropathie sensitive.

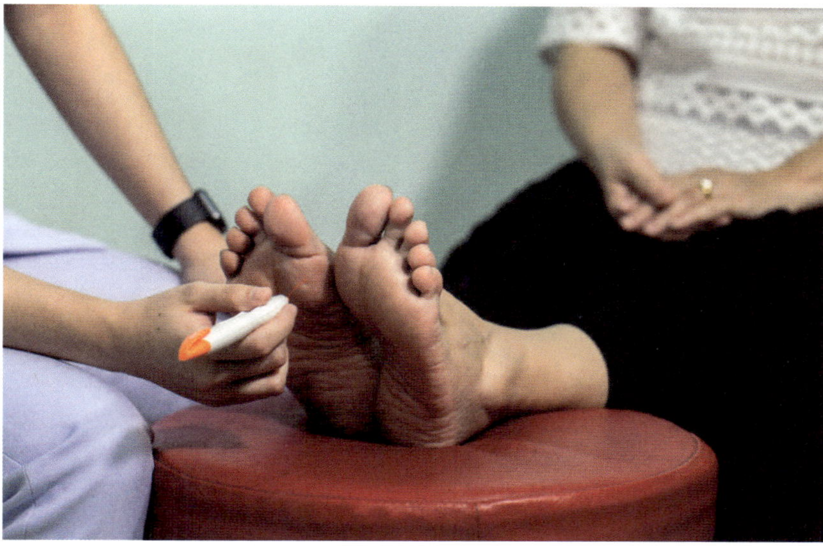

Une autre façon d'explorer la sensibilité se fait avec un diapason : le médecin fait vibrer le diapason et le positionne sur les reliefs osseux de la cheville, du genou. En cas de neuropathie, le patient ne perçoit pas cette vibration.

L'électromyogramme est un examen plus rarement réalisé. Il permet, grâce à des capteurs insérés par une aiguille, d'enregistrer l'activité électrique spontanée d'un muscle ou d'un nerf et de mesurer la vitesse de la conduction nerveuse. Il est essentiellement réalisé pour évaluer les syndromes du canal carpien afin de définir au mieux à quel moment le traitement chirurgical est nécessaire.

Enfin, le Sudoscan®* peut être utilisé. C'est un examen très simple qui permet d'évaluer la fonction sudorale qui est le reflet de la neuropathie végétative et de la neuropathie périphérique*. Le patient applique ses paumes et ses plantes de pied (zones qui présentent une forte densité en glandes sudorales*) sur des électrodes auxquelles est appliquée une faible tension continue et indolore. Un signal électrique est alors produit par la réaction électrochimique entre la sueur et les électrodes, signal qui sera analysé. Sa diminution témoigne d'une neuropathie.

Les complications au niveau des gros vaisseaux : la macroangiopathie*

Ces complications sont en lien avec le diabète et avec les facteurs de risque cardiovasculaires que cumulent les patients vivant avec un diabète de type 2.

Parmi ces facteurs de risque, certains sont non modifiables comme l'âge (plus de 50 ans chez les hommes et 60 ans chez les femmes) ou l'hérédité (maladie cardiovasculaire précoce chez un apparenté du premier degré). D'autres sont modifiables, comme l'hypertension artérielle et l'hypercholestérolémie, particulièrement fréquents chez les patients diabétiques de type 2, et le tabagisme.

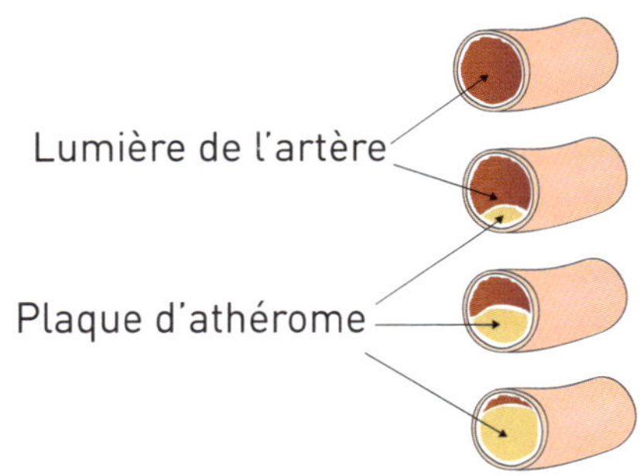

Ces facteurs de risque favorisent l'apparition de plaques d'athérome (un dépôt de cholestérol au niveau de la paroi des vaisseaux) qui vont obstruer puis boucher (progressivement, ou brutalement, si la plaque se fissure) l'intérieur des artères et empêcher le sang de passer. Cela provoque des complications au niveau du cerveau, du cœur et des jambes : accidents vasculaires cérébraux (atteinte des artères qui irriguent le cerveau), maladie coronaire* (atteinte des artères coronaires, artères nourricières du cœur), et artérite* des membres inférieurs (atteinte des artères qui vascularisent les jambes).

Le cœur

Le cœur est une pompe qui fait circuler le sang. Les artères coronaires droite et gauche se divisent chacune en plusieurs branches et sont les artères qui nourrissent le cœur. Lorsqu'elles sont bouchées, le sang ne passe plus et une zone du cœur n'est plus nourrie, vascularisée. Cette zone va mourir, se nécroser et altérer le fonctionnement de la pompe cardiaque. La maladie des coronaires est deux à trois plus fréquente chez le patient diabétique, elle est à l'origine des infarctus ou syndromes coronaires aigus et reste à ce jour une cause fréquente de mortalité des patients. Elle favorise aussi l'apparition secondaire de l'insuffisance cardiaque (lorsque le cœur abîmé ne peut plus assurer sa fonction de pompe) qui va altérer le pronostic fonctionnel et vital du patient.

Elle peut révéler le diabète et il n'est pas rare de « découvrir » un diabète de type 2 lors d'une hospitalisation pour la prise en charge d'un infarctus. Ce diabète évoluait sans doute depuis longtemps silencieusement.

Dans sa forme typique, la maladie coronaire se révèle par de l'angor*, ou angine de poitrine : il s'agit de douleurs qui surviennent le plus souvent à l'effort, derrière le sternum, de type de brûlures, de constriction (le patient rapporte l'impression d'être serré dans un étau), qui irradient vers la mâchoire inférieure et parfois le bras gauche. Ces douleurs sont angoissantes et le patient a l'impression qu'il va mourir.

Parfois, les symptômes sont moins typiques et la maladie coronaire se manifeste par des douleurs abdominales avec nausées et vomissements, une asthénie majeure, un essoufflement récent, un déséquilibre inexpliqué du diabète.

Dans toutes ces circonstances, il faut rechercher une maladie coronaire.

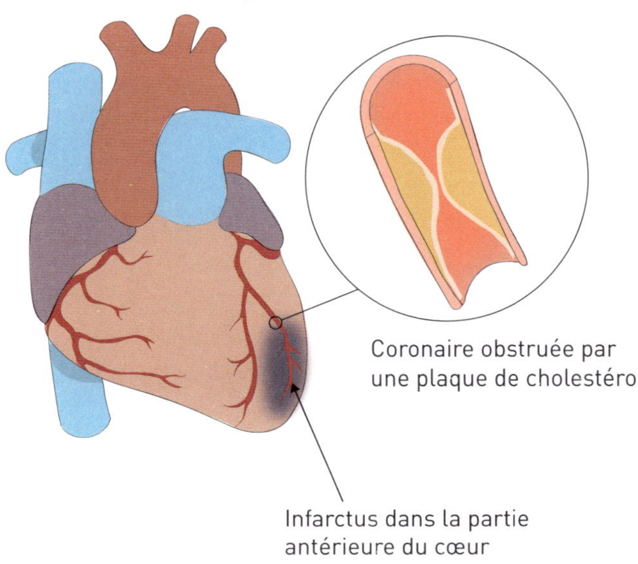

Enfin, parfois la maladie coronaire est totalement silencieuse et est découverte de façon fortuite sur un examen de routine. Ces formes silencieuses ne touchent pas uniquement les diabétiques mais sont plus fréquentes dans cette population. Elles sont particulièrement graves car elles sont généralement prises en charge tardivement.

Chez qui dépister une maladie coronaire ?

Lorsque le patient présente des symptômes évocateurs, des examens sont systématiquement réalisés selon les indications du cardiologue.
Lorsqu'il n'y a aucun symptôme, le dépistage n'est pas réalisé chez tous les patients mais chez ceux qui présentent le plus de risque de développer une maladie cardiovasculaire.

Comment dépister une maladie coronaire ?

Tous les patients vivant avec un diabète doivent faire tous les ans un électrocardiogramme (ECG). L'ECG est réalisé chez un patient au repos, sur lequel on dispose des électrodes à des places précises sur le thorax, les bras et les jambes, et qui évalue le passage électrique dans les différentes parties du cœur. Le courant électrique qui permet au cœur de se contracter de façon régulière doit en effet passer avec une certaine vitesse, une certaine régularité et dans un certain ordre. Celui-ci est le plus souvent normal, mais il peut révéler un infarctus silencieux passé inaperçu. Dans ce dernier cas, le tracé révélera une anomalie électrique et ne sera pas normal.
On peut également utiliser le score calcique coronaire qui évalue la quantité de calcium déposée au niveau des artères coronaires. Ce score permet d'évaluer le risque de survenue d'événement cardiaque. Plus il est élevé et plus le risque est grand.

Un examen complémentaire, le coroscanner, permet d'opacifier les artères coronaires avec une injection d'iode afin d'évaluer si elles ont une lumière normale, rétrécie ou bouchée.

D'autres examens réalisés pendant un effort vont affiner la recherche d'une maladie des coronaires. Le cœur a besoin de plus d'oxygène pendant l'effort, il va donc « travailler » plus et son rythme va s'accélérer. L'effort est fait par le patient (exercice physique) ou provoqué par la prise d'un médicament qui augmente la fréquence cardiaque.

- ***L'épreuve d'effort***

L'électrocardiogramme est évalué pendant que le patient pédale sur un vélo ou court sur un tapis. L'examen sera anormal si le patient présente une douleur thoracique ou si le tracé de l'ECG devient anormal. Il faut que le niveau d'effort soit suffisant pour que l'examen soit interprétable.

- ***L'échographie d'effort***

Le patient fournit un effort physique et le médecin évalue sur l'échographie s'il présente une douleur et si le cœur se contracte correctement. Là aussi, il faut que le niveau d'effort soit suffisant pour que l'examen soit interprétable. L'injection de dobutamine, produit qui accélère le cœur, peut compléter cette échographie si le patient ne peut fournir un effort suffisant.

- ***L'IRM cardiaque de stress***

Elle permet de visualiser la contraction du cœur à l'effort ainsi que l'état des artères coronaires. On injecte pour cela un produit, le régadénoson.

- ***La scintigraphie cardiaque***

Cette technique d'imagerie médicale pratiquée en médecine nucléaire repose sur l'injection d'un produit radioactif qui se fixe sur les parois du cœur du patient. Un défaut de fixation du produit radioactif au niveau d'une zone fait suspecter une anomalie des coronaires. L'examen peut être complété par la perfusion de persantine qui augmente le travail du cœur.

- ***La coronarographie****

Cette radiographie des artères coronaires est réalisée pour confirmer ou non les résultats des précédents examens. Elle comporte une injection d'iode au niveau d'une artère de l'aine ou du poignet qui opacifie les artères coronaires. Le cardiologue qui réalise l'examen voit en direct les artères coronaires sur un écran et évalue leur état. Au cours de cet examen, il est aussi possible grâce à un ballonnet de déboucher une zone sténosée* (c'est-à-dire anormalement rétrécie) et d'y insérer un petit ressort (un stent) pour maintenir l'artère bien ouverte. Le patient n'est pas endormi et assiste à tout l'examen.

L'insuffisance cardiaque se manifeste par un essoufflement à l'effort puis au repos, une fatigue importante, un gonflement des jambes (œdèmes) et

une prise de poids. Elle peut compliquer une maladie coronaire ou être la conséquence de l'HTA ou du diabète lui-même. Parfois, le patient ne peut pas dormir à plat sur son lit et doit utiliser plusieurs oreillers pour dormir semi-assis.
La forme aiguë est l'œdème aigu du poumon (OAP)* qui se manifeste par un essoufflement intense avec sensation d'étouffement, une anxiété, une toux avec crachat rosé. Sa prise en charge est une urgence.
Le diagnostic de l'insuffisance cardiaque est suspecté devant les symptômes du patient, l'examen clinique, le dosage de certains marqueurs dans le sang et il est confirmé par l'échographie cardiaque.

L'atteinte des artères du cou peut être évoquée par la constatation de souffles anormaux sur le trajet des artères à destination du cerveau et est confirmée par l'échographie doppler des artères du cou qui permet de dire si l'artère a un diamètre normal ou rétréci. Ces atteintes peuvent être à l'origine des accidents vasculaires cérébraux ischémiques (liés à l'obstruction d'une artère).

Le cerveau

Le diabète peut occasionner une atteinte du cerveau. Le sucre est indispensable au fonctionnement du cerveau mais son excès favorise les accidents vasculaires cérébraux et peut aussi altérer les fonctions cognitives et provoquer des démences.

Les accidents vasculaires cérébraux (AVC) sont de deux types : ischémiques (liés à l'obstruction d'une artère) ou hémorragiques (liés au saignement d'une artère).

• **Les AVC ischémiques*** sont les plus fréquents (80 %) chez les patients vivant avec un diabète de type 2. Ils sont favorisés par le diabète, l'HTA et l'élévation du cholestérol. Ils sont liés à l'obstruction d'une artère du cerveau par une plaque d'athérome* ou par un petit caillot venant du cœur chez les patients présentant une arythmie cardiaque (ou fibrillation auriculaire (FA). La zone en aval de l'obstruction n'est plus vascularisée et meurt (infarctus cérébral). Lorsque le patient présente une FA, la prise d'un traitement anticoagulant réduit ce risque d'accident vasculaire ischémique.

- **Les AVC hémorragiques*** sont favorisés par les mêmes facteurs de risque cardiovasculaires, parfois par des malformations vasculaires méconnues et par la prise de médicaments qui fluidifient le sang (aspirine ou anticoagulant). C'est ici un vaisseau qui va saigner et abîmer une région du cerveau.

Les accidents vasculaires cérébraux peuvent être silencieux ou se révéler par des atteintes très graves comme la paralysie d'un côté entier du corps ou d'un bras et de la face ou l'impossibilité de parler. Les signes cliniques dépendent de la localisation et de l'étendue des lésions. Certains accidents vasculaires sont dits « transitoires » lorsque les signes cliniques régressent en quelques heures, les autres sont des accidents vasculaires « constitués ».

Un scanner cérébral réalisé rapidement permet de différencier les accidents ischémiques des accidents hémorragiques. Il est complété ensuite par l'IRM, plus précise, pour évaluer l'importance des atteintes.
La prise en charge comprend le contrôle de la pression artérielle, du cholestérol et de la glycémie. S'il y a eu accident ischémique, selon les cas, on peut essayer de détruire le caillot, c'est la thrombolyse*, ou de l'enlever chirurgicalement, c'est la thrombectomie*. Ceci est réalisé en urgence dans les unités neurovasculaires.
Il sera important de rechercher une cause et de la traiter, comme un athérome des artères à destinée du cerveau.
Les AVC sont une cause majeure de handicap moteur et favorisent l'apparition de troubles cognitifs chez les patients vivant avec un diabète de type 2.

Les troubles cognitifs et les démences des diabétiques ont de multiples causes comme l'âge du patient, l'hyperglycémie chronique qui altère le fonctionnement des cellules cérébrales, les facteurs de risque associés au diabète (HTA, dyslipidémie*, tabagisme) et les AVC, la répétition des hypoglycémies sévères, l'insulinorésistance (qui existe aussi dans la maladie d'Alzheimer) et l'inflammation chronique de bas grade liée à l'obésité.
Ces troubles cognitifs rendent plus difficile la prise en charge du diabète car le patient ne peut plus être autonome dans la gestion de son traitement : il peut oublier de le prendre ou au contraire le prendre deux fois,

il peut oublier de manger. Les troubles cognitifs augmentent le risque d'hypoglycémie des patients et altèrent leur pronostic vital. Ils doivent être recherchés chez le patient âgé.

Les membres inférieurs

L'atteinte des artères des membres inférieurs peut se manifester par une claudication intermittente : le patient décrit une douleur du mollet lors de la marche au bout d'une certaine distance. Cette douleur du mollet l'oblige à s'arrêter. La douleur disparaît au repos et le patient peut reprendre la marche. La douleur réapparaît au bout d'une même distance que l'on appelle le « périmètre de marche ». Plus celui-ci est petit et plus l'atteinte est sévère. Parfois les douleurs surviennent lorsque le patient est couché et l'obligent à se lever pour les faire diminuer, ces douleurs témoignent d'une atteinte sévère. L'atteinte des artères peut se révéler par un ulcère souvent douloureux du pied. En cas d'association avec une neuropathie sensitive des membres inférieurs (atteinte des nerfs qui donnent la sensibilité), le patient ne présente aucune douleur alors que ses artères sont atteintes.

L'examen clinique s'attache à vérifier que l'on perçoit à la palpation la présence des pouls sur les trajets des artères des membres inférieurs, l'auscultation recherche un souffle anormal traduisant le rétrécissement du diamètre de l'artère. C'est l'écho-doppler* artériel des artères des membres inférieurs qui confirme ou non l'atteinte des artères et leur gravité.

La prévention de ces atteintes des gros vaisseaux repose sur le contrôle strict des facteurs de risque cardiovasculaire : équilibre du diabète, de la pression artérielle, de l'hypercholestérolémie et l'arrêt du tabac.

Les plaies des pieds

L'apparition d'une plaie du pied chez un patient vivant avec un diabète est un événement redouté du fait de son mauvais pronostic, pouvant parfois malheureusement nécessiter une amputation. Tout doit être fait pour en éviter l'apparition.

Les mécanismes à l'origine de ces plaies sont multiples et intriqués mais l'élément le plus important est la neuropathie. Celle-ci entraîne une perte de sensibilité du pied, le patient a l'impression de marcher sur du coton, il ne fait pas la différence entre le chaud et le froid, parfois il ne ressent plus du tout son pied. Il peut aussi décrire des fourmillements des membres inférieurs ou des crampes. En supprimant le signal douloureux lorsque le pied est agressé, le diabète prive le patient d'un signal d'alerte lui permettant de protéger son pied et de le soustraire à l'élément agresseur. Parfois au contraire, la neuropathie provoque des douleurs de type « décharges électriques », notamment la nuit.

La neuropathie est aussi à l'origine de déformations des pieds qui engendrent des appuis anormaux. Ces appuis inhabituels vont déséquilibrer la statique du pied et provoquer des durillons, des callosités qui peuvent s'ulcérer. C'est ainsi qu'apparaît le mal performant plantaire qui siège au niveau des têtes des métatarsiens*, sous le pied, avec une ulcération entourée d'une zone d'hyperkératose (peau très épaissie). À ce stade, il n'y a pas d'écoulement, pas de rougeur. Le patient, malgré l'ulcération, ne décrit aucune douleur et continue à marcher, ce qui empêche la cicatrisation et aggrave la plaie.

L'ulcération permet aux microbes de rentrer dans le pied et de créer des infections qui sont d'abord superficielles au niveau de la peau mais peuvent aussi être plus profondes et toucher les tendons et les os ou parfois dans les cas plus graves se généraliser. L'infection se manifeste par un gonflement, une rougeur plus ou moins étendue, un écoulement et parfois de la fièvre.

Si le patient présente une atteinte des artères des membres inférieurs (artérite) qui empêche le sang d'oxygéner le pied, la situation est encore plus grave car alors la cicatrisation ne peut être obtenue.

Cette artérite aggrave le mal perforant plantaire ou provoque d'autres types de plaies, de localisation et de présentation différentes : les ulcères artériels. Les ulcères artériels sont plus volontiers situés sur les bords ou le dessus du pied. Ils sont très douloureux en l'absence de neuropathie, sont de petite taille, sans hyperkératose* et évoluent vers de la nécrose*.

La prise en charge des plaies comporte plusieurs étapes.

1. Faire un bilan initial

- Comprendre le mécanisme de la plaie pour le supprimer : si la plaie est liée à un traumatisme dans des chaussures inadaptées, il faut jeter la paire de chaussures !
- Rechercher une infection par l'examen clinique.
- En cas d'infection, en évaluer l'importance et rechercher une atteinte de l'os par l'examen clinique ou avec des examens d'imagerie (radiographie ou scanner).
- Rechercher une artérite (palpation des pouls, doppler).

2. Débuter la prise en charge

- Mettre le patient en décharge pour qu'il ne pose plus le pied par terre. C'est une mesure indispensable, très simple en théorie mais difficile à obtenir des patients. Cette décharge peut être faite grâce aux chaussures de décharge comme les chaussures de Barouk®, ou par des attelles Aircast® par exemple.
- En cas d'artérite, il faut revasculariser, c'est-à-dire soit déboucher l'artère avec un ballonnet puis mettre en place un stent, soit faire un pontage c'est-à-dire dériver le sang pour contourner l'obstacle et l'amener au bout du pied.
- En cas d'infection de l'os, il faut documenter le germe par une biopsie afin de choisir l'antibiotique adapté.
- En cas de douleur, un traitement antalgique est mis en place.
- Enfin, il faut vérifier la vaccination anti tétanique et revacciner le patient si cela est nécessaire.

Comment prévenir les plaies de pieds ?

L'éducation du patient : on lui explique comment choisir ses chaussures, ses chaussettes, comment examiner régulièrement ses pieds. Les gestes dangereux doivent être évités comme marcher pieds nus, même en été, faire soi-même des soins de pédicurie agressifs (par exemple utiliser des coricides, une substance vendue pour détruire les cors, qui est souvent trop agressive pour la peau). Tous les jours il faut se laver, se sécher les pieds, sans oublier entre les orteils et les hydrater.

Des soins de pédicurie par un pédicure podologue seront prescrits. Le remboursement dépend de la gradation du pied. Le pédicure podologue enlève les zones d'hyperkératose, réalise des semelles pour rééquilibrer les appuis des pieds ou des orthèses pour corriger les déformations des pieds.

À chaque consultation, les pieds du patient doivent être examinés. La prévention est possible et permet d'éviter les trop fréquentes catastrophes qui altèrent la qualité de vie du patient et occasionnent des soins prolongés et coûteux.

Le vécu d'Annabelle

Dans notre pathologie, on a parfois des petits rituels. Moi je dois vous avouer que c'est de préparer mes pieds pour les rendez-vous avec le Professeur Bordier ! Je sais que souvent sur mes bilans sanguins, le cholestérol n'est pas au top, alors je mets un soin particulier à faire diversion avec mes pieds. Avant chaque rendez-vous, je leur mets de la crème régulièrement et la veille, ils ont droit à un traitement VIP. J'adore quand le professeur me dit « Bravo, vos pieds sont magnifiques ! » car je sais que le reste n'est pas parfait, alors je me dis que c'est déjà ça de gagné !

LES POINTS CLÉS À RETENIR

1. **Surveillance du diabète et évaluation du traitement :** le suivi du diabète repose sur l'évaluation de l'efficacité des traitements pour contrôler l'équilibre glycémique (notamment via l'HbA1c, les glycémies capillaires ou la mesure en continu de la glycémie) et la tolérance aux médicaments, afin de détecter d'éventuels effets indésirables.

2. **Recherche des complications, qui touchent les petits vaisseaux et les gros vaisseaux :** Les atteintes des petits vaisseaux peuvent provoquer une atteinte des yeux, des reins et des nerfs. Les complications des gros vaisseaux peuvent provoquer des complications telles que les maladies coronariennes, les AVC et les troubles circulatoires des membres inférieurs.

   Ces complications sont recherchées par l'interrogatoire, l'examen clinique du patient et la réalisation d'examens complémentaires.

3. **Un équilibre du diabète, de la pression artérielle, du cholestérol et l'arrêt du tabac sont essentiels pour prévenir ces complications graves.**

Les maladies associées au diabète

Un certain nombre de maladies associées au diabète de type 2, doivent être recherchées et prises en charge car elles peuvent aggraver les complications micro et macroangiopathiques du diabète.

L'hypertension artérielle (HTA)

L'HTA est très fréquente chez les patients vivant avec un diabète de type 2. C'est un facteur de risque cardiovasculaire très important qui va aggraver les complications micro et macroangiopathiques du diabète.

La mesure de la pression artérielle (PA) clinique à chaque consultation ne suffit pas pour affirmer le diagnostic. La PA peut être élevée par l'effet « blouse blanche » et être normale en dehors de la consultation. Pour cela d'autres moyens sont utilisés.

La mesure ambulatoire de la pression artérielle ou MAPA* consiste à porter un appareil qui mesure la PA pendant 24 heures. Elle relève la PA en permanence et donne la moyenne de la journée et de la nuit. Normalement, la moyenne la nuit est plus basse que la moyenne de jour, le profil tensionnel est alors *« dipper »* (« plonge », c'est-à-dire diminue la nuit). Chez les patients vivant avec un diabète, on évalue à la fois la moyenne des valeurs mais aussi le profil des PA. En cas de neuropathie cardiaque, le profil peut être *« non dipper »* ou *« reverse dipper »* (plus élevé la nuit que la journée).

La réalisation d'une MAPA est parfois contraignante et il est possible de recourir à l'automesure tensionnelle : la PA est contrôlée par le patient lui-même dans des conditions précises. Il mesure sa PA trois fois le matin et trois fois le soir, à 2 minutes d'intervalle, pendant 3 jours. Le matin, les mesures sont réalisées entre le lever et la prise des médicaments et le soir avant le coucher. Cette technique permet aussi d'évaluer le niveau tensionnel chez les patients traités pour vérifier qu'ils sont bien à l'objectif.

Définition de l'HTA selon la technique de mesure

	PAS / PAD, mm Hg
PA au cabinet	≥ 140 et/ou ≥ 90
MAPA	
Moyenne sur 24 h	≥ 130 et/ou ≥ 80
Moyenne de jour (ou éveillé)	≥ 135 et/ou ≥ 85
Moyenne de nuit (ou sommeil)	≥ 120 et/ou ≥ 70
AMT (automesure tensionnelle)	≥ 135 et/ou ≥ 85

L'objectif sera une PA inférieure à 130/80 mm de Hg.

La prise en charge repose sur les modifications du mode de vie en favorisant le régime méditerranéen et pauvre en sel. L'activité physique doit être encouragée ainsi qu'une perte de poids. Lorsque cela ne suffit pas, des traitements seront débutés avec un intérêt particulier pour les bloqueurs du système rénine-angiotensine* qui ont démontré un effet protecteur sur le rein et le cœur. Le système rénine angiotensine intervient pour réguler la pression artérielle. En cas d'hypertension artérielle, on bloque ce système pour faire diminuer la pression artérielle.

Le vécu d'Annabelle

J'ai de l'hypertension. Pas grave, mais suffisamment ennuyeuse pour avoir dû faire une MAPA et prendre un traitement. Cela me donne des vertiges violents et parfois une sensation de tête qui tourne semblable à si j'étais dans le tambour d'une machine à laver en plein essorage. Si on vous propose de faire une MAPA, faites-le un jour d'activité normale afin que les résultats soient les plus justes possible. En revanche, sachez que c'est un peu contraignant. On vous place un brassard pendant 24 h qui prendra votre tension à intervalles réguliers et vous aurez autour du cou ou de la taille un boîtier qui enregistrera les résultats. Le bruit à chaque prise de tension ainsi que le tuyau sortant de l'appareil ne sont pas ultra glamour. Donc si vous avez un rendez ou une réunion importante pendant ces 24 h, sachez-le !

Le cholestérol

Comme l'HTA, l'hypercholestérolémie est un facteur de risque cardiovasculaire majeur souvent présent chez le patient vivant avec un diabète de type 2.

Le cholestérol est un élément très important pour le fonctionnement de notre organisme. Il fait partie de la composition des membranes qui entourent nos cellules, il participe à la fabrication de certaines hormones et des acides biliaires. Son origine est mixte : il est synthétisé par le foie et provient de notre alimentation. Schématiquement on distingue le bon (HDL-cholestérol) et le mauvais cholestérol (LDL-cholestérol*).

- *Le HDL cholestérol* transporte l'excès de cholestérol vers le foie pour qu'il soit éliminé, ce qui empêche la fabrication de la plaque d'athérome. Il a un rôle protecteur, surtout s'il est élevé.
- *Le LDL cholestérol* favorise au contraire l'apparition de la plaque d'athérome. L'objectif est donc de le diminuer le plus possible.

Les cibles de traitement dépendent du niveau de risque cardiovasculaire du patient. Elles sont très strictes chez un patient ayant déjà présenté par exemple un infarctus.

Le niveau de risque cardiovasculaire peut être calculé de différentes façons selon les recommandations des sociétés savantes qui ne sont malheureusement pas toutes semblables. Mais ces recommandations prennent toujours en compte les autres facteurs de risque cardiovasculaires (dont la maladie rénale chronique) et les antécédents cardiovasculaires du patient.

Les objectifs thérapeutiques varient selon le niveau de risque cardiovasculaire :

- LDL < 0,55 g/l ou diminution du LDL de plus de 50 % du taux de base pour les patients en prévention secondaire (patient qui a déjà présenté un événement cardiaque comme un infarctus, un AVC ou une artérite des jambes) à très haut risque cardiovasculaire, pour les patients en prévention primaire (patient qui n'a jamais eu de maladie cardiovasculaire) à très haut risque cardiovasculaire ;
- LDL < 0,7 g/l pour les patients à haut risque ;
- LDL < 1 g/l pour les patients à risque modéré ;
- LDL < 1,16 g/l pour les patients à risque faible.

Le traitement de l'hypercholestérolémie repose sur :

- *les mesures hygiéno-diététiques* avec l'éviction des aliments les plus riches en cholestérol : la charcuterie, les viandes rouges, les œufs, les sauces, les produits laitiers gras comme le fromage ;
- *les traitements hypolipémiants** et notamment les statines*. Ces traitements empêchent la fabrication du cholestérol par notre foie. Ils sont très efficaces pour réduire le LDL-cholestérol et ont démontré qu'ils réduisaient les événements cardiovasculaires chez les patients à risque. Les effets secondaires sont les douleurs musculaires qui sont parfois invalidantes.

En cas d'intolérance, il est possible de changer de molécule ou d'en utiliser une autre : les fibrates qui agissent en diminuant les triglycérides et en augmentant le HDL cholestérol. Ils sont moins efficaces que les statines pour diminuer le LDL cholestérol. Ils peuvent occasionner aussi des douleurs musculaires.

Le SAOS (syndrome des apnées obstructives du sommeil)

Il s'agit d'une obstruction intermittente des voies respiratoires, la nuit, qui altère la respiration du patient. Ce syndrome est très fréquent chez les patients en surpoids ou en situation d'obésité.

L'interrogatoire le suspecte lorsque le patient se plaint d'une fatigue au réveil et d'endormissement dans la journée, de difficultés de concentration, de la sensation de manquer d'air en dormant. Le conjoint rapporte un ronflement du patient, un sommeil agité, parfois l'impression que le patient arrête de respirer.

Le SAOS entraîne une altération de la qualité de vie du patient qui est fatigué parce que son sommeil n'est pas réparateur, il favorise l'HTA notamment nocturne, la survenue d'un AVC, les troubles du rythme cardiaque et le risque de mort subite.

Le diagnostic repose sur la réalisation d'une polygraphie ventilatoire nocturne qui enregistre pendant la nuit la respiration du patient. Cet examen permet de confirmer le diagnostic et d'en évaluer la gravité. Il aide notamment à mesurer l'index apnée-hypopnée qui évalue pendant le sommeil soit la diminution de la respiration (hypopnée) soit l'arrêt de la

respiration (apnée). C'est cet index qui permet de différencier les SAOS légers (IAH < à 15/heure), modérés (IAH 15 à 30/heure) ou sévères (IAH > 30/heure).
La prise en charge repose sur la ventilation par pression positive continue qui administre de l'air et ainsi maintient ouvertes les voies respiratoires du patient.
Ce traitement est très efficace.
Le SAOS peut aussi être amélioré si le patient arrive à perdre du poids.

La MASH

Le diabète de type 2, favorisé par le surpoids et l'obésité, peut se compliquer d'une infiltration graisseuse du foie, appelée aussi « stéatose ». Le plus souvent elle n'évolue pas et n'a pas de conséquences péjoratives. Parfois au contraire, elle s'accompagne d'une inflammation qui provoque une souffrance du foie, c'est la stéatohépatite* ou MASH pour *Metabolic Associated Steato Hepatitis* en anglais. Cet acronyme souligne le rôle essentiel de la maladie métabolique à l'origine de la maladie du foie qui n'est pas liée à l'alcool ou à une cause virale. La MASH peut évoluer et provoquer une cirrhose du foie qui peut à son tour se compliquer d'un cancer du foie.

Le vécu d'Annabelle

Lors des échographies du foie, si l'on vous annonce une stéatose hépatique (ou maladie du foie gras), sachez que ça n'est pas inhabituel pour un diabétique et cela ne veut en aucun cas dire que ça va dégénérer en une pathologie plus dramatique. Je vous dis ça car lors d'une échographie de contrôle du foie, un médecin m'a dit « Oh la la, mais c'est très grave, votre foie est couvert de graisse ! », comme si j'étais déjà atteinte d'une cirrhose ! C'est aussi ridicule que de me dire en plein mois de juillet : « Attention, courez mettre une doudoune, il y a un nuage dans le ciel, il va neiger ! » Cette pathologie est fréquente chez les diabétiques. L'excès de glucides dans le foie favorise le stockage des graisses. Oui, si l'on ne fait rien, ça peut devenir grave comme toute pathologie. Mais avec un traitement adapté et une régulation de votre diabète, cette stéatose hépatique peut totalement disparaître. Ce fut mon cas !

Le diagnostic peut être évoqué sur des anomalies du bilan du foie, sur la prise de sang ou par la réalisation d'une échographie qui montre un foie « brillant » chargé de graisse. S'ils sont réalisés, le scanner ou l'IRM montrent également cette stéatose.

Afin de définir la gravité de cette stéatose, il est facile de calculer le score FIB 4 qui prend en compte l'âge des patients, le taux des transaminases et des plaquettes. Un score bas est rassurant et témoigne d'une stéatose simple. Si ce score est élevé, il faut réaliser des examens complémentaires comme le fibroscanner. À l'aide d'une sonde externe placée sur le foie, des mesures permettent d'évaluer la dureté ou l'élasticité du foie par élastographie impulsionnelle et renseignent sur l'existence d'une fibrose du foie.

Si cet examen est anormal, le patient est adressé à un spécialiste pour la suite de l'évaluation et prise en charge.

LES POINTS CLÉS À RETENIR

1. **Hypertension artérielle (HTA) :** très fréquente chez les diabétiques de type 2, l'HTA aggrave les complications du diabète. Elle peut être silencieuse et doit être dépistée soit par la mesure ambulatoire de la pression artérielle ou par l'automesure tensionnelle. Lorsqu'elle est traitée, il est nécessaire de contrôler son bon équilibre. L'objectif thérapeutique est de maintenir une pression inférieure à 130/80 mmHg.
2. **Cholestérol :** l'hypercholestérolémie est un facteur de risque majeur de maladies cardiovasculaires qui va aggraver les complications du diabète. Le traitement repose sur une alimentation saine et l'utilisation de médicaments pour baisser le LDL-cholestérol. Les objectifs varient selon le risque cardiovasculaire du patient.
3. **Syndrome d'apnées obstructives du sommeil (SAOS) :** fréquent chez les diabétiques en surpoids, il peut entraîner fatigue, HTA et des troubles du rythme cardiaque. Le diagnostic se fait par une polygraphie nocturne, et le traitement repose sur une ventilation par pression positive continue. La perte de poids améliore également la condition.

COMMENT SE TRAITE LE DIABÈTE ?

La prise en charge du diabète s'appuie sur un trépied : l'équilibre alimentaire, l'activité physique adaptée et les médicaments.

Le premier traitement du diabète de type 2 repose sur les modifications « thérapeutiques » du mode de vie qui concernent la nutrition, l'activité physique et la lutte contre la sédentarité.
Les traitements médicamenteux de l'hyperglycémie ne seront introduits qu'en seconde intention en cas d'insuffisance de ces mesures.

Ces modifications « thérapeutiques » du mode de vie doivent être maintenues dans le temps, ce qui n'est pas si facile. En effet, notre société est de plus en plus sédentaire et nous consommons une alimentation rapide à préparer, très déséquilibrée, trop riche en graisses et en sucres. C'est ce qui explique qu'il y a de plus en plus de personnes en situation de surpoids ou d'obésité. Il faut donc essayer de « nager à contre-courant » mais sans oublier que l'alimentation doit rester un moment convivial, de partage et de plaisir.

La nutrition

Il est très important de bien comprendre que l'on ne parle plus de « régime diabétique ».

Ce mot, culpabilisant, coercitif et restrictif, a été banni du langage des diabétologues. Désormais, on encourage le patient à adopter une alimentation équilibrée. Ce que l'on conseille aux patients vivant avec un diabète, c'est en fait ce que nous devrions tous faire !

De façon générale, il est conseillé de faire trois repas par jour, de manger lentement en mastiquant bien, de ne pas sauter de repas, d'éviter de grignoter ou de manger en regardant la télévision.
La ration alimentaire dépend de l'activité physique, de l'âge, du sexe : un sportif doit avoir un apport alimentaire plus important qu'une personne sédentaire.
L'équilibre alimentaire correspond à un apport de 50 % de glucides, 35 % de lipides et 15 % de protéines. Facile à dire mais difficile souvent à appliquer.

Les glucides, ou hydrates de carbone, ou sucres, sont très importants car ils sont notre source d'énergie. Il existe différents types de glucides : les glucides simples (le sucre, le miel, les bonbons, les boissons sucrées…) qui sont absorbés très vite et font beaucoup monter la glycémie, et les glucides complexes qui sont absorbés plus lentement et induisent une élévation plus progressive de la glycémie.
Les sucres complexes sont présents dans le pain, le riz, les pâtes, les céréales, les légumes secs. Ces glucides complexes sont aussi sources de fibres, de minéraux et de vitamines. Les fruits et les laitages le sont également et leur consommation doit être encouragée.
Au cours d'un repas équilibré, il faut consommer à la fois des glucides complexes et des glucides simples. Souvent notre alimentation comporte trop de glucides simples.

Les lipides, ou graisses, sont très énergétiques et doivent être limités, mais ils sont indispensables car ils apportent certaines vitamines et des acides gras essentiels. On distingue :
- les graisses saturées (graisses d'origine animale principalement) qui doivent être réduites car elles apportent du mauvais cholestérol, celui qui favorise les maladies cardiovasculaires, ce sont les « mauvaises » graisses ;
- les graisses mono-insaturées (huile d'olive) ou poly-insaturées (huile de colza, poissons gras…) qui sont plus favorables pour la santé et doivent être privilégiées. Ce sont les « bonnes » graisses.

Les protéines contribuent au renouvellement des tissus et permettent de maîtriser l'appétit entre deux repas. Elles sont d'origine animale ou végétale. On les trouve dans la viande, les poissons et les fruits de mer, les produits laitiers, les œufs, les légumineuses (lentilles, pois chiches, haricots rouges…), le tofu, les oléagineux (noix, amandes, noisettes…).

Les fibres alimentaires sont très importantes car elles contribuent à réguler la glycémie en diminuant l'absorption des glucides.

L'alimentation doit être variée, sans interdits (mais parfois avec des limitations), adaptée aux habitudes culturelles du patient.

Il n'est pas toujours facile de composer tout seul un repas équilibré et l'aide d'une diététicienne peut être très utile. À partir d'une enquête alimentaire remplie par le patient, celle-ci peut proposer des modifications qualitatives et quantitatives afin d'améliorer l'équilibre alimentaire. Par ailleurs, beaucoup de patients vivant avec un diabète de type 2 sont en situation de surpoids ou d'obésité. Chez ces patients, une perte de poids de 5 ou 10 % est recommandée car elle aura un effet très favorable sur l'équilibre glycémique, mais aussi sur toutes les complications de l'obésité.

L'activité physique et la lutte contre la sédentarité

C'est la deuxième composante indispensable de la prise en charge thérapeutique des patients vivant avec un diabète. Son bénéfice n'est plus à démontrer sur la santé, la qualité de vie, le maintien de l'autonomie, mais aussi sur l'équilibre glycémique (en diminuant l'insulinorésistance). Malheureusement, sa mise en œuvre est souvent difficile.

Les objectifs doivent être raisonnables, atteignables et adaptés au patient. Il faut tenir compte de son état de santé, de son niveau d'activité physique habituel, de sa motivation, de ses préférences et de ses souhaits.

Il est ainsi recommandé de :

- majorer les efforts de la vie quotidienne comme marcher, monter les escaliers à pied ;
- se lever une minute toutes les heures lorsque l'on travaille assis toute la journée ;

- faire des efforts d'endurance 3 à 7 jours par semaine soit 150 minutes par semaine (marche, vélo, danse…).

L'intervention d'un éducateur sportif peut être très intéressante et l'activité physique peut même être prescrite : « Programme d'activité physique adaptée d'endurance et de renforcement musculaire, d'une durée de 3 mois, renouvelable, à raison de 2 à 3 séances par semaine. » Elle n'est malheureusement pas remboursée par l'assurance maladie mais certaines mutuelles ou structures de soins peuvent participer à sa prise en charge. En cas de souhait de reprise d'une activité soutenue, une évaluation cardiologique est nécessaire.
Une attention particulière sera à apporter au risque d'hypoglycémie et certains traitements devront être adaptés ou diminués. Il faudra veiller aussi au risque de plaie aux pieds : le choix des chaussures est très important.

Les différents médicaments

Les différents médicaments qui sont utilisés vont cibler les mécanismes qui concourent à l'apparition du diabète de type 2.

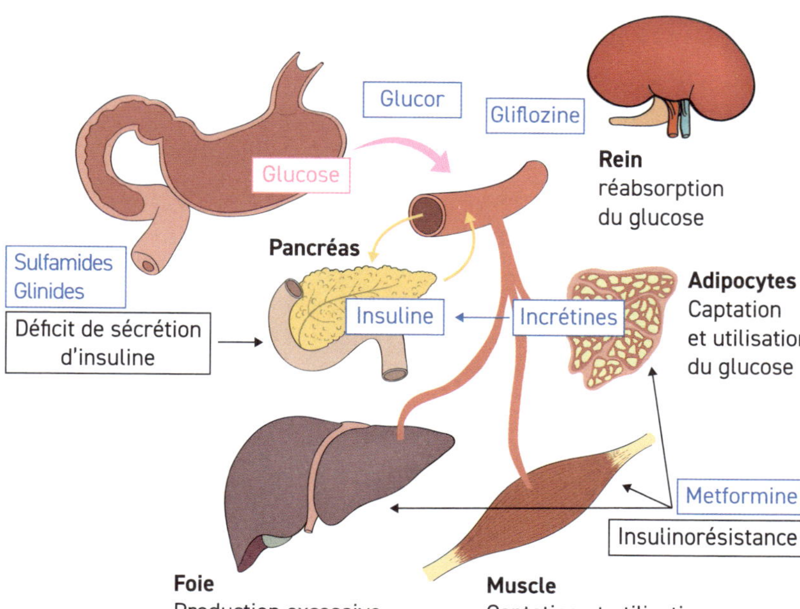

La metformine

La metformine est un médicament très ancien. Elle va agir en diminuant l'insulinorésistance au niveau du foie et la néoglucogénèse hépatique. Elle n'agit pas sur le pancréas, n'induit pas de fabrication d'insuline et ne provoque donc pas d'hypoglycémie. Elle n'entraîne pas de prise de poids.
Elle se présente sous forme de Glucophage® (comprimés de 500, 850 ou 1 000 mg), Stagid® (comprimés de 700 mg) ou metformine générique (comprimés de 500, 850 ou 1 000 mg).
Elle est utilisée par voie orale à chaque repas. La posologie maximale est de 3 grammes par jour.
On estime qu'en moyenne elle fait diminuer l'HbA1c de 1 à 1,5 %.
Sa dose doit être adaptée selon la fonction rénale du patient et lorsque la fonction rénale est très altérée, ce traitement ne peut plus être utilisé.

Ses effets secondaires sont principalement digestifs : douleurs abdominales, météorisme* (gonflement de la cavité abdominale dû à l'accumulation de gaz dans l'intestin) ou diarrhée. Ces effets peuvent être diminués en débutant le traitement progressivement et en prenant les comprimés au milieu ou à la fin des repas. Une posologie quotidienne moindre peut aussi les limiter. Ils sont malheureusement parfois invalidants et nécessitent l'arrêt du traitement chez 15 % des patients.

La metformine peut induire une carence en vitamine B12, qui se traduit par une anémie, une atteinte des nerfs des membres inférieurs. Cette carence peut facilement être corrigée par l'administration de vitamine B 12.

Enfin, une complication très rare mais très grave de ce traitement est une acidose lactique qui survient dans certaines circonstances diminuant l'apport d'oxygène comme une infection sévère, une insuffisance respiratoire ou une insuffisance cardiaque décompensée. Dans ces cas, la metformine doit être temporairement interrompue.
Le patient décrit des douleurs musculaires importantes, des douleurs abdominales et des vomissements, une fatigue et a du mal à respirer. La prise en charge est une urgence.

Si les conditions d'utilisation sont bien respectées, ce risque est extrêmement faible.

La metformine doit par ailleurs être suspendue si le patient réalise un examen qui comporte une injection d'iode comme un scanner.

La metformine est un traitement ancien, peu coûteux et incontournable du diabète de type 2 ; elle est utilisée en première intention lorsque l'on débute un traitement médicamenteux. Son utilisation est également sûre chez les patients ayant des antécédents cardiovasculaires.

Le vécu d'Annabelle

Lorsque j'ai été diagnostiquée pour mon diabète, mon généraliste m'a prescrit une dose de metformine acceptable pour mon organisme. Puis je suis allée voir une endocrinologue (qui n'était pas encore le Professeur Bordier). J'ai eu, je pense, la dose maximale possible, soit 3 fois 1 000 mg par jour. C'est beaucoup ! Avant de prendre de la metformine, il est important de demander à votre médecin comment protéger vos intestins car ils vont souffrir ! Cela fera baisser votre glycémie, mais par ailleurs, cela pourra provoquer diarrhée et maux de ventre comme vous en aurez rarement eu dans votre vie ! Prenez soin aussi de toujours prendre ce traitement au moment des repas et de ne pas avoir l'estomac vide. N'hésitez pas à prendre en parallèle des probiotiques, ça peut vraiment vous soulager.

Les sulfamides* et les glinides

Les sulfamides agissent sur le pancréas pour qu'il fabrique de l'insuline. Cette action ne dépend pas du taux de sucre et peut donc occasionner des hypoglycémies.

Les sulfamides sont des traitements connus depuis longtemps. Les molécules ont été modifiées et actuellement nous disposons de traitements avec une durée d'action plus grande et qui se prennent en une seule fois par jour. Les deux molécules les plus prescrites sont le glimépiride et le gliclazide.

La dose de glimépiride varie de 1 à 6 mg/jour. La dose de gliclazide varie de 30 à 120 mg/jour.

En raison du mode d'action de ces médicaments et du risque d'hypoglycémie, le patient doit pouvoir contrôler la glycémie capillaire* et disposer d'un lecteur de glycémie. Le risque d'hypoglycémie est plus important en fin d'après-midi ou si le patient saute un repas, mange moins que d'habitude, ou encore fait une activité physique non programmée ou plus importante que ce qu'il avait prévu.
En cas d'insuffisance rénale, les sulfamides s'accumulent et occasionnent des hypoglycémies particulièrement redoutables car elles sont très prolongées, jusqu'à ce que tous les sulfamides accumulés soient éliminés.
Leur posologie doit être adaptée selon la fonction rénale et lorsque celle-ci est très altérée, il faut interrompre ces traitements.
Les effets secondaires les plus fréquents sont les hypoglycémies et la prise de poids du patient.

Les glinides agissent de la même façon que les sulfamides mais se différencient par leur durée d'action plus courte et qui nécessite de prendre ces traitements avant chaque repas. Une seule molécule existe en France : le Repaglinide ou Novonorm, sous forme de comprimés de 0,5, 1 ou 2 mg. La posologie quotidienne maximale est de 16 mg/jour.
Du fait de leur mode d'action, ils peuvent aussi occasionner des hypoglycémies.

Ils ne doivent pas être utilisés en cas d'altération de fonctionnement du foie (comme une cirrhose par exemple), en revanche l'insuffisance rénale ne contre-indique pas leur utilisation.

Les sulfamides et les glinides permettent de diminuer l'HbA1c de 1 % en moyenne.
Les sulfamides ont longtemps été le traitement de seconde intention en association avec la metformine lorsqu'elle n'était pas suffisante pour équilibrer les glycémies. Ils sont aujourd'hui moins prescrits du fait de l'arrivée sur le marché de molécules d'efficacité équivalente et n'entraînant pas d'hypoglycémie.

Le glimépiride a démontré qu'il pouvait être utilisé en sécurité chez les patients ayant des antécédents cardiovasculaires, mais il favorise la prise de poids.

L'acarbose

L'acarbose est un inhibiteur des alpha-glucosidases (des enzymes* qui coupent le sucre afin qu'il soit mieux assimilé) qui agit en ralentissant l'absorption des sucres au niveau intestinal. Il diminue ainsi la montée de la glycémie qui suit le repas. Il n'induit pas d'hypoglycémie et n'a pas d'effet sur le poids du patient.
Ce traitement doit être pris avant le début de chaque repas. Il se présente sous forme de comprimés de 50 ou 100 mg et la posologie varie de 150 à 300 mg/jour.
Il fait baisser en moyenne l'HbA1c de 0,5 % et diminue surtout les glycémies post-prandiales.

Les effets secondaires sont digestifs : flatulence, météorisme et douleurs abdominales ; la tolérance est en général médiocre, ce qui explique que ce traitement à l'efficacité modeste soit peu prescrit.

Les inhibiteurs des cotransporteurs sodium-glucose de type 2 ou iSGLT2 ou gliflozines

Ce sont des médicaments qui agissent sur le rein. Celui-ci joue un rôle important dans la régulation du taux de glycémie. Chaque jour, le rein filtre le sang, élimine les déchets dans les urines et réabsorbe les éléments qui sont importants, comme le sucre. Cette réabsorption de sucre se fait grâce à de petits transporteurs situés dans la paroi des tubules rénaux. Il s'agit de cotransporteurs car ils réabsorbent le sucre et aussi le sel. En inhibant cette réabsorption, les gliflozines provoquent une fuite de sucre dans les urines. Ils diminuent la glycémie et entraînent une perte de poids du patient (entre 2 et 4 kg). Ils diminuent aussi la pression artérielle car la perte de sucre s'accompagne d'une perte de sel et d'eau.

Le mécanisme d'action est totalement indépendant du pancréas et, de ce fait, les gliflozines n'entraînent pas d'hypoglycémie.

Ces médicaments permettent de diminuer l'HbA1c de 0,7 % lorsque le fonctionnement du rein est normal ; l'efficacité sur la glycémie diminue lorsque le rein fonctionne moins bien car, alors, sa capacité à filtrer est diminuée.
Mais au-delà de cette amélioration de la glycémie, les gliflozines ont démontré qu'ils réduisaient les complications cardiaques chez les patients à risque, les hospitalisations pour insuffisance cardiaque et la progression de la maladie rénale chronique et ce quelle que soit la fonction rénale. Cet effet protecteur n'est pas lié à l'amélioration de la glycémie mais est propre au traitement lui-même. De ce fait, on doit utiliser les gliflozines pour réduire les complications cardiaques et rénales des patients. Ainsi, même si l'équilibre du diabète est déjà satisfaisant, il faudra ajouter ces médicaments au reste du traitement déjà pris par le patient.
Enfin, la protection cardio-rénale est si importante que ces traitements sont utilisés dans ce but chez des patients qui ne vivent pas avec un diabète mais qui présentent une insuffisance cardiaque ou une maladie rénale chronique.

Ces traitements sont commercialisés depuis de nombreuses années mais ne sont disponibles en France que depuis 2020. Trois molécules sont commercialisées : la dapagliflozine (10 mg/jour en une prise), l'empagliflozine (10 ou 25 mg/jour en une prise) et la canagliflozine (100 ou 300 mg/jour en une prise). L'empagliflozine et la canagliflozine ont deux posologies et il est possible d'en utiliser la plus forte si la fonction rénale du patient est préservée, cela permet d'avoir une meilleure efficacité sur la glycémie.

Les effets secondaires les plus fréquents sont les mycoses génitales qui touchent plus les femmes que les hommes et surviennent surtout en début de traitement.
D'autres effets secondaires sont en lien avec l'augmentation de volume des urines, ce qui entraîne une diminution de la masse sanguine. Cela peut occasionner une déshydratation, des malaises lorsque le patient se lève rapidement, notamment les patients âgés chez lesquels l'adaptation de la pression artérielle entre la position couchée et debout est défaillante. Lorsqu'il fait très chaud en été, il faut parfois suspendre ces traitements.

Ils doivent être interrompus lorsque le patient reste à jeun ou en cas d'infection ou de situation aiguë car ils peuvent induire une acidocétose particulière qui survient pour un taux de glycémie peu élevé. Cette situation est exceptionnelle mais peut être grave car son diagnostic est souvent méconnu.

En début de traitement, on peut observer une baisse de la fonction rénale de manière transitoire et, à terme, les gliflozines protégeront les reins des patients diabétiques.

Les incrétines

Les incrétines sont des hormones fabriquées par l'intestin et qui agissent sur le pancréas, l'estomac et les centres de l'appétit au niveau du cerveau. Il en existe deux : le GIP *(glucose-dependent insulinotropic polypeptide)* et le GLP-1 *(glucagon-like peptide-1).* Ces hormones sont détruites rapidement par une enzyme, la dipeptidyl-peptidase 4 (DPP4).
Au niveau du pancréas, les incrétines augmentent l'insuline et diminuent le glucagon en fonction du niveau de glycémie, leur action est dite « glucodépendante ». Ainsi elles n'entraînent pas d'hypoglycémie.
Elles ralentissent la vidange de l'estomac, ce qui diminue la montée de la glycémie après le repas mais peut induire des nausées ou des vomissements.
Et enfin, au niveau cérébral, elles réduisent la prise alimentaire en inhibant les centres de l'appétit et permettent une perte de poids du patient.

Ces traitements sont donc particulièrement intéressants du fait de leur effet sur la glycémie sans risque d'hypoglycémie et aussi en raison de leur effet sur le poids.

Deux types de molécules ont été initialement développées, ciblant le GLP-1.

- **Les inhibiteurs de la DPP4 (iDPP4)** : en inhibant l'enzyme DPP4, ils empêchent la destruction du GLP-1 fabriqué par le patient. Ces traitements sont utilisés par voie orale sous forme de comprimés. Les iDPP4 ont un effet uniquement sur le pancréas et pas sur la vidange gastrique ou les centres de l'appétit. Leur effet pondéral est neutre et ils font diminuer l'HbA1c en moyenne de 0,7 %.

Les molécules commercialisées sont la sitagliptine (50 ou 100 mg/jour), la saxagliptine (5 mg/jour) et la vildagliptine (50 à 100 mg/jour). La posologie doit être adaptée à la fonction rénale du patient. Il existe des formes associées avec la metformine.

- **Les agonistes du récepteur du GLP-1 :** (AR-GLP1) qui sont fabriqués à partir du GLP-1 natif mais dont la structure est modifiée pour ne pas être reconnus et dégradés par la DPP4. Le taux de GLP-1 est alors beaucoup plus important que ce que fabrique le patient et les agonistes du récepteur du GLP-1 ont un effet sur le pancréas, la vidange gastrique et les centres de l'appétit. On attend de ces traitement une diminution d'HbA1c de 1,5 % et une perte de poids moyenne entre 2 et 5 kg, et même plus pour les molécules les plus puissantes.

Leur administration se fait par injection sous-cutanée. Une forme par voie orale est en développement. Les premières molécules commercialisées étaient administrées deux fois, puis une fois par jour et des formes hebdomadaires sont aujourd'hui disponibles. Les traitements les plus utilisés actuellement sont le liraglutide (0,6, 1,2 ou 1,8 mg/jour), le dulaglutide (1,5, 3 ou 4,5 mg/semaine) et le semaglutide (0,25, 0,5 ou 1 mg/semaine). Ces traitements doivent être débutés progressivement pour améliorer la tolérance digestive. La dose de liraglutide est augmentée toutes les semaines et les molécules hebdomadaires le sont de façon mensuelle.
Il est important de noter que tous les patients ne répondent pas bien à ces traitements. Si la majorité améliorent leur HbA1c et perdent du poids, on peut observer des réponses dissociées (uniquement sur l'HbA1c ou sur le poids) ou parfois aucune réponse du tout. Les « non répondeurs » sont peu nombreux.
Ces traitements ont pu être utilisés dans un but de perte pondérale chez des patients ne souffrant pas de diabète, ce qui a pu expliquer certaines tensions d'approvisionnement. Certains de ces traitements sont désormais autorisés, indépendamment du diabète et à des posologies différentes pour la prise en charge de l'obésité. Par exemple, le liraglutide dans cette indication doit être débuté à 0,6 mg et majoré de 0,6 mg/semaine jusqu'à 3 mg/jour. De même le sémaglutide peut lui aussi être utilisé pour la prise en charge de l'obésité à une posologie plus forte (2,4 mg/semaine)

à atteindre progressivement selon une titration mensuelle et en débutant à 0,25 mg/semaine. Ces traitements ne sont pas pris en charge par la solidarité nationale dans cette indication pondérale.

Les incrétines ne doivent pas être prescrites si le patient a des antécédents de maladie pancréatique. Il existe en effet un risque modéré de pancréatite aiguë sans que le lien de causalité avec les incrétines ne soit démontré. Les patients vivant avec un diabète de type 2 ont malheureusement plus de risque de développer une maladie du pancréas.
Les iDPP4 sont très bien tolérés et leurs effets secondaires sont rares. Cependant, la saxagliptine ne doit pas être utilisée si le patient a un antécédent d'insuffisance cardiaque. La sitagliptine a en revanche démontré sa sécurité d'emploi chez les patients à risque cardiovasculaire.

Les principaux effets secondaires des AR GLP-1 sont digestifs : nausées, vomissements, diarrhées. Ces effets sont dépendants de la dose, surviennent surtout en début de traitement et s'estompent en général progressivement. Pour les limiter, la posologie est majorée progressivement selon la tolérance. En cas d'effet secondaire, il est possible de revenir à une posologie plus faible.
Ces traitements peuvent favoriser l'apparition d'une lithiase de la vésicule biliaire et augmentent la fréquence cardiaque du patient.

Le vécu d'Annabelle

Lorsque j'ai rencontré le Professeur Bordier, elle m'a mise suffisamment en confiance pour que j'accepte d'aller vers des injections de Dulaglutide alors que les piqûres sont loin d'être ma tasse de thé. Je me souviendrais toujours du professeur me disant : « Vous allez voir, c'est comme de passer d'une 2 CV à une Ferrari ! » Elle avait tellement raison, ça a changé ma vie ! Il s'agit d'une injection hebdomadaire à faire dans le ventre à jours fixes. Petit conseil, si vous êtes aussi sous Dulaglutide, sortez votre injection plus ou moins 1 h 30 avant de vous l'injecter. Ne vous l'injectez pas directement après l'avoir sorti du frigo. Ça fait un mal de chien dans ce cas ! Aujourd'hui, c'est devenu ma routine et je suis fière de vous dire que je n'ai même plus peur !

Les AR GLP-1 comme les iSGLT2 protègent les patients ayant déjà une maladie cardiovasculaire en réduisant le risque de récidive d'événement cardiovasculaire. Ils protègent également leur fonction rénale en diminuant la protéinurie.
Ces traitements sont, comme les iSGLT2, devenus incontournables pour réduire les complications cardiaques des patients.

Le tirzepatide

Le tirzepatide est une molécule originale, commercialisée depuis peu en France. C'est le premier co-agoniste du GIP et du GLP-1.

Son administration se fait par voie sous-cutanée une fois par semaine. Son efficacité est bien plus importante que celle des AR-GLP-1. Son mode d'action est incomplètement connu mais il associe l'effet des AR-GLP-1 et du GIP qui intervient sur le tissu adipeux. La baisse d'HbA1c peut atteindre 2,5 % et permet parfois une normalisation des glycémies sans hypoglycémie. La perte de poids varie entre 7 et 12 kg en moyenne : deux fois plus forte qu'avec les AR-GLP-1 les plus puissants.

Les effets secondaires sont les mêmes que les AR-GLP-1, dépendent de la dose utilisée et sont principalement digestifs : nausées, vomissements et diarrhée. Il est administré une fois par semaine et on peut augmenter la dose tous les mois jusqu'à atteindre la dose maximale.

Ce traitement a deux indications : la prise en charge du diabète et la prise en charge des patients en situation d'obésité. Il est commercialisé sous le même nom, les mêmes posologies dans ces deux indications mais n'est pas pris en charge par la solidarité nationale.

L'insuline

Schématiquement, le pancréas fabrique un peu d'insuline en continu, pour contrôler la libération de glucose par le foie, et beaucoup au moment des repas, pour mettre rapidement en réserve les apports massifs de sucre.

L'insuline a été découverte au début du XXe siècle et était initialement extraite de pancréas d'animaux. Nous disposons aujourd'hui d'insuline « humaine » produite par génie génétique. Le gêne de l'insuline est transmis à une bactérie qui va fabriquer de l'insuline, laquelle pourra être isolée et utilisée pour traiter les patients. Ces insulines ont des durées d'action modifiées pour pouvoir mimer l'action de notre pancréas.
Certaines insulines vont agir doucement et longtemps avec une durée d'action prolongée de 12 heures à plus de 24 heures et seront administrées une ou deux fois par jour. D'autres vont agir plus fort, plus vite et moins longtemps et seront utilisées au moment des repas.

- *Les insulines lentes* : les insulines actuellement le plus utilisées sont les analogues lents et les analogues ultra-lents de l'insuline.
- *Les insulines rapides* : les insulines actuellement les plus utilisées sont les analogues rapides et les analogues ultra-rapides de l'insuline.

L'insuline doit être administrée par voie sous-cutanée. D'autres voies d'administration ont été évaluées mais sans grand succès (notamment la voie inhalée).

L'insulinothérapie est débutée par une injection d'insuline « lente » par jour, en général en association aux traitements que le patient prend déjà. Si les glycémies ne sont pas équilibrées et restent élevées après les repas, on rajoute des injections d'insuline « rapides » au moment de ceux-ci. Ainsi les patients peuvent avoir plusieurs injections par jour. Certains choisissent d'avoir une pompe qui leur permet d'administrer l'insuline en continu (pour remplacer l'insuline « lente ») et si nécessaire de faire des bolus au moment des repas (pour remplacer les insulines « rapides »). Dans une pompe, on n'utilise que de l'insuline rapide. Beaucoup de patients vivant avec un diabète de type 1 ont une pompe.

À la différence des autres traitements, la dose d'insuline administrée devra être en permanence adaptée selon les glycémies, l'alimentation, l'activité physique, l'état de santé.
Une éducation thérapeutique du patient est nécessaire pour la gestion de ce traitement plus complexe, elle lui permettra de savoir comment réaliser

l'injection, comment adapter la dose, comment réagir en cas d'hypo ou d'hyperglycémie.
Le contrôle régulier des glycémies est ici indispensable, soit par mesure des glycémies capillaires, soit préférentiellement par la mesure en continu du glucose.
Si le patient n'est pas capable de gérer lui-même son traitement, il est possible de s'appuyer sur ses aidants (conjoint ou conjointe, enfants, famille) ou sur l'aide d'une infirmière ou d'un infirmier. C'est le cas par exemple pour les patients âgés qui présentent des troubles cognitifs et qui ne peuvent plus être autonomes pour leur traitement.

Les effets secondaires de l'insulinothérapie sont les hypoglycémies qui vont survenir lorsque la dose administrée est trop importante par rapport à l'alimentation ou à l'activité physique. L'insulinothérapie entraîne également souvent une prise de poids du patient.

L'instauration d'une insulinothérapie est un moment difficile.

Les patients vivant avec un diabète de type 1 ne fabriquent plus l'insuline indispensable à leur vie, ce traitement est donc incontournable et sa mise en place se fait le plus souvent dans un contexte d'urgence lorsque le diabète vient d'être découvert. Ce moment est toujours difficile à vivre pour le patient qui le gardera toute sa vie en mémoire.

Chez le patient vivant avec un diabète de type 2, l'insulinothérapie est souvent difficile à négocier et doit être préparée très en amont. Il existe beaucoup de freins de la part des médecins mais aussi des patients.
Ces derniers redoutent la complexité de ce traitement, la survenue d'hypoglycémies, la prise de poids. Il y a aussi des croyances de santé sur l'insuline qui est associée à une plus grande gravité du diabète (alors que c'est le mauvais équilibre du diabète qui est dangereux).
Les médecins partagent la crainte des hypoglycémies et de la prise de poids et savent aussi que la mise en route de ce traitement va nécessiter du temps pour éduquer le patient, de la patience et de la persuasion, ainsi qu'un suivi régulier pour accompagner l'adaptation des doses de l'insuline (c'est-à-dire la titration). En effet, si cette titration n'est pas suffisante, les résultats de l'insulinothérapie ne seront pas satisfaisants.

Ces éléments font que l'insuline est souvent instaurée avec retard dans le diabète de type 2.
Le rôle du médecin est de rassurer le patient : l'insuline n'est pas une sanction, c'est un traitement comme les autres pour équilibrer les glycémies et protéger les patients des complications de la maladie. Elle sera prescrite lorsque les antidiabétiques oraux ou injectables non-insuliniques seront inefficaces, insuffisants ou contre-indiqués par exemple en raison d'une insuffisance rénale sévère. C'est donc un passage fréquent dans la prise en charge du diabète de type 2, lorsque le pancréas sera complètement épuisé et la fabrication d'insuline insuffisante. Un bon signe que l'heure de l'insuline a sonné, c'est face à un diabète déséquilibré et une perte de poids. Là, il ne faut plus tarder à démarrer ce traitement qui va rapidement améliorer l'état de santé du patient. Et souvent, une fois sous insuline, les patients reconnaissent volontiers « finalement ce n'était pas si compliqué, et surtout je me sens beaucoup mieux ».

Chirurgie

Le lien entre l'obésité et le diabète de type 2 est très fort et la perte de poids améliore l'équilibre glycémique.

Les chirurgies « bariatriques » réalisées dans la prise en charge de l'obésité (chez des patients avec un IMC $\geq$ 40 kg/m^2 ou $\geq$ 35 kg/m^2 avec une obésité compliquée) ont pu montrer parfois une rémission du diabète. Cela conduit à proposer ce même type de chirurgie à des patients vivant avec un diabète et en situation d'obésité avec des IMC plus bas entre 30 et 35 kg/m^2 dans le but d'améliorer le diabète : c'est la chirurgie « métabolique ». Le parcours de soin et la surveillance sont les mêmes que ceux de la chirurgie bariatrique.

Stratégie

La prise en charge du diabète commence par les modifications thérapeutiques du mode de vie et si cela n'est pas suffisant, des traitements médicamenteux sont débutés.

Le premier est la metformine en l'absence de contre-indication ou d'intolérance. Si l'équilibre glycémique n'est pas obtenu, il faut l'associer à d'autres traitements oraux ou injectables qui seront choisis en fonction du profil du patient et de ses préférences dans le cadre de la décision médicale partagée. Si cela ne suffit pas pour équilibrer le diabète, on associe les médicaments et on ajoute enfin de l'insuline.

Dans le cas où le patient présente un antécédent de maladie cardiovasculaire, un traitement protecteur (AR-GLP1 ou iSGLT2) est ajouté systématiquement, même si le diabète est bien équilibré. De même en cas de maladie rénale chronique ou d'insuffisance cardiaque, une gliflozine sera systématiquement ajoutée afin de protéger le patient.

Les vaccinations

Les patients vivant avec un diabète ont plus de risque de développer des infections, surtout lorsque le diabète est déséquilibré. Et souvent, ces infections sont plus graves. Ce sont par exemple des furoncles au niveau de la peau, des mycoses entre les orteils ou siégeant au niveau génital. Elles peuvent révéler le diabète. D'autres infections sont plus graves et peuvent toucher les poumons, la sphère ORL* ou les membres inférieurs.

Les vaccinations permettent de protéger les patients et de limiter les conséquences de certaines de ces infections.

Le vécu d'Annabelle

Si comme moi, les injections vous terrorisent, n'hésitez pas à demander à votre médecin de vous prescrire un tube de crème Emla®. Il s'agit d'un anesthésiant local (souvent prescrit aux enfants, mais peu importe) qui permet de ne pas sentir lorsque l'aiguille rentre dans votre peau. Franchement, la personne qui a inventé cette crème mérite une statue à son effigie parce que c'est super efficace, et personnellement, j'en mets à chaque prise de sang ou vaccin ! Petit conseil : demandez bien un tube et pas un patch, car avec le patch la quantité de produit est moindre et du coup, ça ne marche pas toujours. Avec le tube, n'hésitez pas à mettre une généreuse noisette. Surtout ne touchez pas la crème avec vos doigts car ils seront anesthésiés aussi !

Certaines vaccinations sont bien connues des soignants comme celle contre la grippe (à faire tous les ans et prise en charge par la solidarité nationale en cas de diabète) ou le tétanos (à bien vérifier en cas de plaie) ou le covid. D'autres au contraire sont souvent oubliées comme la vaccination contre le pneumocoque*, la coqueluche* ou le zona*.
Une meilleure couverture vaccinale pourrait permettre de diminuer la morbidité de ces infections.

Le rôle du patient

Le but du traitement, le mécanisme d'action du traitement, ses effets secondaires, sa surveillance doivent être bien expliqués au patient qui doit savoir comment fonctionne son traitement.

Le professionnel de santé va souvent pouvoir proposer plusieurs choix de médicaments et c'est le patient qui va décider après des explications claires, honnêtes et complètes. Son rôle est donc ici très important. Le mot « observance » a été d'ailleurs remplacé par le mot « adhésion » qui signifie que c'est le patient qui choisit au final son traitement : la décision médicale est partagée.
Le patient et le professionnel de santé constituent une équipe, un partenariat, une alliance thérapeutique.

Le vécu d'Annabelle

Je suis totalement d'accord avec les mots du Professeur Bordier. Le duo patient/médecin est une véritable équipe. Le médecin est la personne qui va vous insuffler la motivation nécessaire à l'acceptation de votre pathologie et surtout à la charge mentale inhérente à celle-ci. Surtout NE SUBISSEZ JAMAIS votre médecin. Comme je vous le disais précédemment, il faut comprendre votre pathologie au maximum et votre médecin est la clé principale de cette compréhension.

2

Vivre pleinement avec le diabète, le gérer sans renoncer : analyse d'Annabelle Schachmes

Si vous lisez ces lignes, c'est que potentiellement vous êtes en plein questionnement, peut-être même que vous venez d'apprendre votre diabète et que le choc de l'annonce n'est pas encore passé. Alors on va prendre une grande bouffée d'air frais et vous allez voir, tout va bien se passer. Je dis « on » car maintenant, on est une équipe ! Et ensemble, on va y arriver !

Abordez cette pathologie comme une langue étrangère. Je m'explique : imaginez que vous arrivez dans un monde qui vous est étranger et dont vous ne connaissez pas la langue. Car c'est simplement ça le diabète, c'est appréhender quelque chose de nouveau, rien de plus en réalité. Il faut simplement revoir certaines de vos habitudes de vie comme on apprendrait une langue étrangère. Vous allez voir que finalement, diabète ou non, ce sont des remises en perspective globales, intéressantes, que chaque individu devrait faire pour réfléchir à son quotidien de la manière la plus vertueuse possible.

Attention, je ne vous demande pas de devenir un ayatollah *des régimes ou de l'agriculture bio, mais simplement de repenser votre vie afin qu'elle soit la plus saine possible, sans pour autant la bouleverser ou tomber dans l'ennui ! Parce que plus vous allez changer vos habitudes de façon radicale, moins vous allez tenir ! Car il faut savoir que le diabète, ça n'est pas un sprint, c'est un marathon. La course est longue et fatigante, parfois même épuisante, mais avec quelques trucs et astuces, je vous le promets, on y arrive !*

Dernière chose : ne tombez pas dans la culpabilité. Ne vous dites pas que si vous aviez mieux fait les choses, vous n'en seriez pas là. En vérité, on n'en sait rien ! Peut-être que si, peut être que non. Peut-être que ce diabète de type 2 se serait déclenché plus tard, ou pas du tout. Ne regardez pas en arrière et surtout, soyez indulgent avec vous-même. Cette indulgence est primordiale et je vous demanderai de la garder tout au long de votre parcours de santé. Car c'est elle qui vous rendra ce chemin doux et agréable. Alors ok, peut-être que les choses se seraient passées autrement si votre vigilance avait été accrue, mais ce n'est pas grave, avançons ! Et surtout, avançons ensemble !

ADAPTER SON QUOTIDIEN SANS BOULEVERSER SA VIE LORSQU'ON EST DIABÉTIQUE

Vous allez voir qu'une des qualités principales à avoir dans cette gigantesque prise de conscience qu'est le diabète est le bon sens ! Ça peut paraître absurde, mais finalement, c'est ce qui peut vous sauver la vie !

Comprendre comment marchent nos glycémies : la clef du succès !

On vous dit que vous êtes diabétique en vous disant de faire attention à votre glycémie, et bon courage ! En réalité, c'est exactement comme si on vous bandait les yeux et que l'on vous demandait de traverser un pont étroit sans barrière sur les côtés, c'est impossible ! Apprendre à réguler sa glycémie seul, sans aucune aide, c'est un enfer sans nom si l'on n'a pas quelques conseils.

Donnez-vous la chance de réussir !

Les six premiers mois, voire les trois premiers après l'annonce de votre diabète, achetez autant de bandelettes pour prendre votre glycémie qu'il vous semble nécessaire. Ces bandelettes d'autosurveillance glycémique sont des petits rectangles en plastique à insérer dans votre appareil de lecture de glycémie, sur lequel vous devez déposer une goutte de sang. Cela va être un véritable investissement car ces bandelettes sont remboursées par la Sécurité sociale à hauteur de deux cents bandelettes par an (soit de quoi tenir à peine une semaine en ce qui me concerne l'année de découverte de mon diabète !), mais c'est un investissement nécessaire, je vous explique pourquoi !

Apprenez à comprendre comment les aliments font réagir votre glycémie.

Comme je le disais précédemment, apprendre que l'on est diabétique, c'est vraiment comme apprendre une nouvelle langue. On ne connaît absolument rien ! Alors à part prendre votre glycémie, vous n'aurez pas réellement d'autre solution pour comprendre l'impact de ce que vous mangez sur celle-ci. Je ne vous demande pas de la prendre à chaque fois qu'un aliment entre dans votre bouche mais de manière raisonnée, quand cela a du sens.

Par exemple, prenez-la au lever, reprenez-la trois heures après votre petit déjeuner, puis à nouveau trois heures après votre déjeuner, et une dernière fois avant d'aller vous coucher, afin de voir comment ce que vous avez mangé fait évoluer votre glycémie. Il n'y a rien de plus clair pour comprendre « ce qui vous fait monter » vite, ce qui a un impact long ou plus court, surtout dans la mesure où la glycémie de chaque personne n'évolue pas de la même manière à l'absorption d'un même aliment !

Personnellement, par exemple, j'ai compris que ce qui était pour moi le plus catastrophique, ce sont les sushis, les pâtes et les pizzas ! Parce qu'une pâtisserie va faire monter ma glycémie rapidement, mais trois heures après digestion, elle redescend et on en parle plus. Alors que riz, pâtes ou pizza la font monter progressivement jusqu'à huit heures après le repas. Au bout de huit heures, je commence à peine à voir une redescente s'amorcer ! Et cela, je ne l'aurais jamais compris sans avoir pris le temps de faire ces tests sur moi-même.

Vous réaliserez également que votre glycémie est souvent assez élevée au réveil, et c'est tout à fait normal ! C'est ce que l'on appelle le « syndrome de l'aube ». Votre corps libère des glucides à ce moment précis de la journée pour vous donner l'énergie de vous réveiller.

Au début, n'hésitez pas à prendre votre glycémie après une activité physique ou lorsque vous avez mal à la tête (cela peut être annonciateur d'hypo ou d'hyperglycémie) ou même après une grosse engueulade (le cortisol, l'hormone du stress, modifie notablement la glycémie). Cela sera la meilleure excuse du monde en cas de vraie prise de tête !

Idéalement, notez dans un petit carnet les heures de prise de glycémie et les résultats de celles-ci, à différents moments de la journée, ainsi que pour chaque prise ce que vous avez mangé avant.

Cela vous permettra d'y voir plus clair et de le consulter pour vérifier si, pour un même aliment, vous réagissez de la même manière selon le moment de la journée où vous le consommez ou si cela est différent. Vous avez à la fin de ce livre quelques pages à cet effet.

Ne devenez pas esclave de ces tests !

Le but de ces tests est uniquement de comprendre l'impact de votre alimentation sur votre glycémie pour adapter votre façon de manger, mais certainement pas d'en faire une habitude. Je vous dis ça parce qu'étant un « poil » hypocondriaque, j'ai fait ces tests pendant facilement deux ans et cela n'a aucun sens ! À part vous mettre sous pression constante et vous retirer tout le plaisir de manger, cela ne provoquera absolument rien de bénéfique sur votre conscience !

Les bonnes habitudes à prendre

Vous allez voir que bien vivre avec son diabète tient finalement à peu de choses. Il suffit simplement de faire quelques ajustements qui peuvent faire toute la différence !

Faites du sport sans dire que vous faites du sport

Quand on est diabétique, l'activité physique est essentielle. Pourtant, il peut être difficile de l'intégrer dans un quotidien déjà bien rempli. Entre le travail, la vie de famille et les amis, sans parler de la motivation qu'elle demande, elle est souvent le dernier levier que l'on actionne dans notre parcours de santé. Et c'est bien dommage, car elle est indispensable à notre bien-être holistique.

Alors, comment s'y prendre pour inclure du sport dans notre vie de tous les jours, sans en faire une contrainte que l'on abandonne rapidement ?

Si vous travaillez derrière un bureau, il est primordial que vous vous leviez et marchiez au moins une fois par heure. Allez-vous faire une boisson chaude, allez aux toilettes ou simplement regardez par la fenêtre, mais levez-vous. Ne restez jamais assis derrière votre poste de travail pendant de longues heures sans bouger. Il est très important que votre corps soit régulièrement en action.

Ensuite, repensez votre façon de vous déplacer. Vous prenez votre voiture à la moindre occasion ? Apprenez à vous limiter : quand vous le pouvez, remplacez la voiture par la marche. Elle est votre meilleure amie « santé » parce qu'elle est accessible, qu'elle ne demande aucune logistique particulière et qu'elle peut s'adapter à tous les emplois du temps, même les plus compliqués. Personnellement, je déteste l'idée de me dire : « Allez, je vais faire du sport ! » Je déteste la promiscuité des vestiaires de salles de sport où l'on sue les uns à côté des autres. Et après avoir échangé longuement avec le Professeur Bordier, j'ai compris l'importance de l'activité physique pour mon organisme. J'ai donc repensé mes journées en conséquence. Habitant en région parisienne, je me déplace exclusivement en métro. J'ai pris l'habitude de descendre au minimum cinq stations avant ma station d'arrivée et de terminer ma route en marchant. Et au retour, c'est pareil. Cela me garantit un nombre de pas quotidien conséquent !

Si vous choisissez la marche comme activité physique, il y a quand même quelques petites choses à savoir. Votre rythme doit être un minimum soutenu. Ce n'est pas une balade ! Ne vous arrêtez pas à chaque vitrine, à l'exception de la période des soldes, et si vraiment vous apercevez une bonne affaire ! L'idée est d'avoir une cadence rapide et des foulées dynamiques, autant que faire se peut. Bien sûr, il n'est pas question de courir, mais de trouver un juste milieu. La distance parcourue transformera également cette activité anodine en un véritable exercice sportif. Je vous conseille de faire au moins 8 000 pas par jour pour que cela ait un impact sur votre organisme. Et si vous pouvez faire plus, allez-y !

N'hésitez pas à acheter un podomètre ou à activer sur votre téléphone une application qui comptera votre nombre de pas quotidien. C'est un excellent moyen de vous fixer un objectif et de garder un œil sur votre quota de pas à faire. Vous verrez, c'est très motivant !

Apprenez aussi à rendre ce moment agréable, faites-en un instant privilégié. Je travaille beaucoup, alors si je décide d'aller marcher hors de mes déplacements professionnels quotidiens, cela devient un moment « pour moi », durant lequel je prends beaucoup de plaisir. Je vais souvent marcher avec ma maman, cela nous permet de partager un moment toutes les deux. Et à elle aussi, cela lui fait du bien. Aussi, je vais très souvent marcher avec Dan, mon ami d'enfance, et cela se transforme en véritable séance de potins et commérages que je ne manquerais pour rien au monde ! Vous pouvez également écouter votre musique préférée. Comme pour tout ce qui concerne votre parcours de santé, rendez ce moment joyeux et vous verrez que la posture que vous prendrez face à cette activité transformera la perception que vous en aurez. Une fois encore soyez bienveillant avec vous-même.

Une autre habitude que vous pouvez tout à fait transformer en activité physique, c'est d'oublier l'ascenseur et de lui préférer les escaliers. C'est un exercice cardio excellent !

Et pourquoi pas, si vous habitez dans un immeuble, ne pas aller encore plus loin en vous préparant de petits programmes ? Par exemple, dix montées et descentes du rez-de-chaussée jusqu'au 5e étage, une fois par jour. Vous pouvez le faire à votre rythme ou vous imposer un timing. Vous pouvez tout à fait réduire à cinq montées et descentes les jours de fatigue, comme passer à vingt les jours où vous vous sentez en pleine forme.

Soyez inventif, réfléchissez à ce qui dans votre quotidien pourrait, sans un investissement financier particulier, devenir une activité physique. Pousser une tondeuse pendant deux heures par exemple, ou toute autre pratique utile et physique. Et bien entendu, dégagez-vous du temps pour ces activités, ne vous dérobez pas !

Quoi que vous choisissiez de faire, n'oubliez pas que l'activité physique est un levier particulièrement simple à activer dans votre parcours de soins, mais aussi pour votre bien-être personnel. Que vous êtes totalement maître de l'adapter au mieux pour vous. Rien n'est impossible !

Apprenez à lire les étiquettes

Dorénavant, lorsque vous aurez un paquet de n'importe quel produit alimentaire entre les mains, je vais vous demander de lire consciencieusement les étiquettes, et plus particulièrement les valeurs nutritionnelles. En somme, je vais vous demander de manger en ayant vraiment conscience de ce que vous mangez ! Cela peut vous sembler farfelu, mais je veux que vous vous rendiez compte de ce qui entre dans votre organisme. Et vous allez voir qu'en réalité, cette lecture des étiquettes est essentielle dans votre compréhension du diabète : cela vous permettra de comprendre parfaitement quels aliments contiennent des glucides, et surtout à quel point il y en a partout !

Je vais ainsi vous aider à comprendre ce qui est riche en glucide et ce qui ne l'est pas, et surtout à réaliser quand est-ce que les allégations « faible en sucres », « sans sucres ajoutés » ou autre sont particulièrement mensongères !

Comprendre quand un aliment ou une boisson est riche en glucides

Vous allez voir, c'est assez simple. Commençons notre exploration avec des produits de première nécessité, les yaourts.

Cas numéro 1 : les yaourts

Ci-dessous, les valeurs nutritionnelles d'un yaourt nature.

Valeur énergétique (kJ)	180 kJ/100 g
Valeur énergétique (kcal)	43 kcal/100 g
Matières grasses	1,1 g/100 g
Dont acides gras saturés	0,7 g/100 g
Glucides	4,2 g/100 g
Dont sucres	4,2 g/100 g
Protéines	4 g/100 g
Sel	0,13 g/100 g

Ce qui nous intéresse ici, nous diabétique de type 2, ce sont les glucides. Nous voyons sur ce tableau qu'il y a 4,2 g de glucides pour 100 g de produit. Un pot de yaourt pesant 125 g, nous avons donc 5,25 g de glucides par pot. Cela peut vous sembler être un détail, mais nous n'avons finalement pas accès immédiatement à l'information recherchée, soit la quantité de glucides contenue dans un pot. Beaucoup d'industriels ne prennent pas la peine de faire ce calcul, et sincèrement, le faire soi-même dans les rayons de supermarché, c'est très pénible…

Nous voyons également que le sucre contenu dans le produit est égal à la quantité de glucides totale du produit, donc qu'il s'agit de sucre pur, et non de glucides apportés par autre chose que le sucre (comme des glucides présents dans des céréales, par exemple). Finalement, on réalise que même dans un produit que l'on n'imaginait pas forcément « sucré », eh bien, il y a du sucre !

Ci-dessous, les valeurs nutritionnelles en glucides d'un yaourt nature sucré.

Glucides	10 g/100 g
Dont sucres	10 g/100 g

Il est deux fois plus sucré qu'un yaourt nature !

Regardons maintenant les valeurs nutritionnelles d'un yaourt aux fruits.

Valeur énergétique (kcal)	88 kcal/100 g
Matières grasses	2,9 g/100 g
Dont acides gras saturés	1,9 g/100 g
Glucides	12 g/100 g
Dont sucres	12 g/100 g
Fibres alimentaires	0,5 g/100 g
Protéines	3,3 g/100 g
Sel	0,09 g/100 g
Vitamine D	1 µg/100 g

En regardant sa valeur nutritionnelle en glucide, on comprend qu'il est quasiment trois fois plus sucré qu'un yaourt nature. 15 g de glucides par yaourt contre 5,25 g pour le yaourt nature.

Cas numéro 2 : les pâtes

Ci-dessous, les valeurs nutritionnelles de coquillettes standards.

Valeurs	Unités	Valeurs nutritionnelles moyennes
Énergie	kcal	359
Énergie	kJ	1521
Matières grasses	g	2,0
Dont acides gras saturés	g	0,5
Glucides	g	71,2
Dont sucres	g	3,5
Fibres alimentaires	g	3,0
Protéines	g	12,5
Sel	g	0,013

On apprend qu'elles contiennent 71,2 g de glucides pour 100 g, ce qui est beaucoup, dont 3,5 g de sucre. Nous avons bien là la preuve qu'il s'agit d'un aliment riche en glucides, bien qu'il ne soit pas sucré. Ces coquillettes ne sont donc pas recommandées pour un diabétique, les glucides faisant également monter la glycémie, et non pas uniquement le sucre.

On apprend aussi que ces coquillettes standards contiennent 3 g de fibres, ce qui n'est pas beaucoup. Ces fibres ne joueront alors pas bien leur rôle de filtre, permettant de ralentir l'absorption des glucides dans le sang.

En somme, les coquillettes ne vont pas faire monter votre glycémie rapidement comme le sucre raffiné le ferait, elles le feront sur une période plus longue, qui sera celle du temps complet de votre digestion.

Regardons maintenant les coquillettes complètes.

Valeurs	Unités	Valeurs nutritionnelles moyennes
Énergie	kcal	350
Énergie	kJ	1482
Matières grasses	g	2,5
Dont acides gras saturés	g	0,5

Valeurs	Unités	Valeurs nutritionnelles moyennes
Glucides	g	65,7
Dont sucres	g	3,5
Fibres alimentaires	g	6,5
Protéines	g	13,0
Sel	g	0,013

On constate que la quantité de glucides est plus basse que dans les coquillettes standards. Nous avons 65,7 g de glucides pour 100 g contre 71,2 g pour 100 g dans les coquillettes standards, ce qui correspond à 5,5 g de moins pour les coquillettes complètes. Vous en conviendrez, c'est notable !

Mais ce n'est pas tout. On voit également que les coquillettes complètes contiennent 6,5 g de fibres contre 3 g pour les coquillettes standards, donc que l'IG (indice glycémique) des pâtes complètes sera un peu plus faible, car les fibres ralentiront mieux l'absorption des glucides dans le sang. **Attention, je dis « mieux » car elles ne ralentiront pas l'absorption de façon considérable, seulement un peu plus rapidement qu'avec des coquillettes standards.**

Cas numéro 3 : le pain de mie

Ci-dessous, les valeurs nutritionnelles d'une tranche de pain de mie classique.

Énergie Kcal	468 kJ 111 Kcal
Matières grasses	2,4 g Dont 0,2 g de gras saturé
Glucides	18 g Dont 2 g de sucres
Fibres	2,2 g
Protéines	2,9 g
Sel	0,45 g

Deux tartines nature correspondent à 36 g de glucides. Vous pouvez ajouter une cuillère à café de confiture par tartine, en revanche, vous ne pourrez pas manger autre chose de riche en glucides au cours du même petit déjeuner ou goûter, au risque de tendre vers l'hyperglycémie.

Regardons maintenant le pain de mie complet.

Énergie Kcal	506 kJ 120 Kcal
Matières grasses	2,9 g Dont 0,2 g de gras saturé
Glucides	18 g Dont 2 g de sucres
Fibres	3,5 g
Protéines	3,3 g
Sel	0,49 g

La seule différence entre le pain de mie classique et le pain de mie complet est qu'il y a un peu plus de 1 g de fibres en plus dans la tranche de pain de mie complet. Ce n'est pas suffisant pour se dire qu'il y a une véritable différence. Pain de mie classique ou complet, à ce niveau-là ça ne change rien !

Cas numéro 4 : les boissons

Ci-dessous, les valeurs nutritionnelles d'un soda classique très populaire.

Par portion Énergie	Pour 100 ml 180 kJ / 42 kcal
Matières grasses	0 g
Dont acides gras saturés	0 g
Glucides	10,6 g
Dont sucres	10,6 g
Protéines	0 g
Sel	0 g

Nous avons ici 10,6 g de glucides, dont 10,6 sont du sucre, pour 100 ml. Vous pouvez donc garder cette bouteille en cas d'hypoglycémie, vous êtes certain que le resucrage marchera !

Autre détail non négligeable, comme c'est le cas sur de nombreux emballages : les valeurs vous sont données pour 100 ml, alors qu'il s'agit d'une canette de 33 cl, soit 330 ml. Il vous faudra donc multiplier ce chiffre par 3,3. Ce qui vous donne 34,98 g de glucides par canette, et là on passe carrément dans la 4e dimension des glucides, parce que c'est énorme pour une seule canette ! C'est plus ou moins l'équivalent de 600 g de fraises fraiches ou de deux pommes et demie, à la différence que le sucre contenu dans ces derniers sont naturels, et non raffinés !

Voici maintenant les valeurs nutritionnelles d'un jus d'orange de supermarché.

Glucides	8,7 g/100 g
Dont sucres	8,7 g/100 g

Comme pour les sodas, ce sont des boissons particulièrement riches en sucre. Il en sera de même pour un jus d'orange pressé et le fait d'avoir de la pulpe ne modifiera pas l'apport de fibre, donc pas non plus l'IG (Indice Glycémique).

Maintenant que vous avez appris à identifier si un aliment est riche en glucides ou non, passons à l'étape suivante.

Comment comprendre quand les industriels vous prennent pour des imbéciles

En réalité, il faut prendre un peu de recul et réfléchir. Voici quelques exemples.

Cas numéro 1 : madeleines industrielles

Valeurs nutritionnelles	
Glucides	Pour 100g - 54 g / Pour une portion - 9,2 g
Dont sucres	Pour 100 g - 23 g / Pour une portion - 3,9 g

Valeurs nutritionnelles	
Fibres alimentaires	Pour 100 g - 1,5 g / Pour une portion - inférieur à 0,5 g
Protéines	Pour 100 g - 5,5 g / Pour une portion - 0,9 g
Sel	Pour 100 g - 0,71 g / Pour une portion - 0,12 g

On voit qu'elles contiennent 54 g de glucides dont 23 g de sucres pour 100 g, soit 9,2 g de glucides dont 3,9 g de sucres par madeleine.

Voici maintenant les valeurs nutritionnelles de la même madeleine, mais vendue par la marque avec le slogan « – 30 % de sucre en moins » écrit en gros sur le paquet.

Valeurs nutritionnelles	
Glucides	Pour 100 g - 49 g / Pour une portion - 8,3 g
Dont sucres	Pour 100 g - 17 g / Pour une portion - 2,9 g
Fibres alimentaires	Pour 100 g - 6,4 g / Pour une portion - 1,1 g
Protéines	Pour 100 g - 5,8 g / Pour une portion - 1 g
Sel	Pour 100 g - 0,74 g / Pour une portion - 0,13 g

On voit qu'elles contiennent 49 g de glucides dont 17 g de sucres pour 100 g, soit 8,3 g de glucides dont 2,9 g de sucres par madeleine.

Pour être à « –30 % de sucre en moins », comme indiqué, on devrait avoir 16,1 g de sucre pour 100 g, et non 17 g. Mais ce n'est pas le pire…

On passe de 54 g de glucides à 49 g pour les madeleines avec 30 % de sucre en moins… Il y a un vrai problème ! En jouant avec le manque d'éducation nutritionnelle des consommateurs, ce slogan minimise la quantité de sucre présente dans le produit, au détriment de la santé des consommateurs.

Quel intérêt d'acheter des madeleines avec –30 % de sucre si c'est pour avoir une quantité de glucides quasiment identique à celle contenue dans les madeleines standards ?

Cas numéro 2 : biscuit « Petit Beurre » classique

Ce cas me semble bien plus grave dans la mesure où la marque n'est pas une simple marque de grande consommation, mais bel et bien une marque qui se veut « vertueuse ».

Ci-dessous, les valeurs nutritionnelles d'un biscuit « Petit Beurre » classique.

Valeurs nutritionnelles pour 100 g	
Valeur énergétique (kJ)	1852 kJ/100 g
Valeur énergétique (kcal)	440 kcal/100 g
Matières grasses	12 g/100 g
Acides gras saturés	7,8 g/100 g
Glucides	73 g/100 g
Sucres	23 g/100 g
Fibres alimentaires	3 g/100 g
Protéines	8 g/100 g
Sel	1,4 g/100 g

On peut voir qu'ils contiennent 73 g de glucides dont 23 g de sucres pour 100 g.

Voici maintenant, ci-dessous, les valeurs nutritionnelles d'un biscuit « Petit Beurre » d'une marque « diabétique *friendly* », mettant une attention toute particulière à la réduction, voire la suppression du sucre dans ses produits.

Average nutritional values	Per 100 g	Biscuits
Énergie/Energy	1848 Kj 442 Kcal	375 Kj 90 Kcal
Matières grasses/Fat	18 g	3,6 g
Dont acides gras saturés/of which saturates	11 g	2,2 g
Glucides/Carbohydrate	68 g	14 g
Dont sucres/of which sugars	0 g	0 g
Dont polyols/of which polyols	21 g	4,2 g

Average nutritional values	Per 100 g	Biscuits
Fibres alimentaires/Fibre	5,2 g	1,0 g
Protéines/Protein	7,7 g	1,5 g
Sel/Salt	0,22 g	0,04 g

Sur le paquet de ces « Petits Beurres », il est écrit « 0 % de sucre », ce qui est vrai, dans la mesure où il est remplacé par un édulcorant, et il y a 1 g de fibres par biscuit, ce qui n'est pas grand-chose, mais toujours plus élevé que dans le biscuit traditionnel.

Mais en ce qui concerne les glucides, quand on compare les deux biscuits, pour 100 g, le biscuit traditionnel en contient 73 g pour 100 g, et le soi-disant « diabétique *friendly* » 68 g pour 100 g. Pour une marque qui se veut « vertueuse », c'est paradoxal…

Dites-vous que pour les biscuits, il est quasiment impossible de réduire notablement les glucides, puisque leur ingrédient principal est la farine. Dans ce cas-là, réduire le sucre n'est qu'une sorte de leurre !

Pour manger moins de glucides, réduisez donc votre consommation de biscuits ! Mais n'achetez pas de biscuits réduits en sucre, cela n'a aucun sens.

À prendre en compte à l'étranger

Quand on analyse les étiquettes de produits industrialisés, on se rend compte d'une autre problématique angoissante : selon la zone géographique où l'on se trouve, nous ne sommes pas tous exposés aux glucides de la même manière. Je m'explique.

Prenons par exemple un soda populaire. Quand on lit les valeurs nutritionnelles écrites sur son étiquette, on n'est pas « glucidiquement » logé à la même enseigne selon que l'on habite en France ou aux États-Unis. En France, ce soda va être principalement coloré et « sucré » grâce à du jus d'orange, alors qu'aux États-Unis, il s'agira de colorant et de sucre raffiné.

Contains No Juice	
Nutrition Facts	
About 6 servings per container	
Serv. Size	**12 fl oz (360mL)**
Amount Per Serving	
Calories	**160**
	% Daily Value
Total Fat 0g	**0%**
Sodium 45mg	**2%**
Total Carb. 44g	**16%**
Total Sugars 44g	
Incl. 44g Added Sugars	**88%**
Protein 0g	

Valeurs nutritionnelles pour 100 ml	
Valeur énergétique (kJ)	109 kJ/100 g
Valeur énergétique (kcal)	27 kcal/100 g
Matières grasses	0 g/100 g
Acides gras saturés	0 g/100 g
Glucides	6,5 g/100 g
Sucres	6,5 g/100 g
Fibres alimentaires	0 g/100 g
Protéines	0 g/100 g
Sel	0 g/100 g

Comme vous pouvez le voir sur l'étiquette américaine (à gauche), pour une canette de 360 ml, la boisson contient 44 g de glucides, alors qu'en France, si on fait le calcul pour la même quantité de liquide, la boisson en contient 23,4 g. Soit presque deux fois plus aux USA !

Moralité : si vous partez à l'étranger, regardez avec attention les étiquettes des produits que vous consommez. Les calculs que vous avez l'habitude de faire pour réguler votre glycémie seront peut-être différents ailleurs dans le monde.

Une telle différence entre deux pays est incompréhensible… mais attendez, j'ai encore pire ! Une personne qui m'est chère m'a alertée sur une problématique dont je n'avais absolument pas conscience. Aux Antilles, de nombreux produits sont plus riches en glucides qu'en métropole, exposant donc les habitants à des risques plus importants de diabètes et de pathologies cardiovasculaires. Il ne s'agit pas d'une différence aussi importante qu'aux États-Unis, nous sommes autour de 2 à 4 g de différence selon les produits, mais cumulés sur de nombreux produits de grande consommation, cela fait une réelle différence. Surtout quand on lit dans l'introduction du Professeur Bordier qu'il y a une prédominance de patients diabétiques dans les départements d'outre-mer. Cela pose véritablement question. Il est difficilement supportable d'imaginer que non plus à un niveau mondial, mais cette-fois ci dans un même pays, selon notre zone géographique d'habitation, nous ne soyons pas tous "glucidiquement" logés à la même enseigne.

Les produits premiers prix

Enfin, j'aimerais attirer votre attention sur une dernière chose, les produits premiers prix. En effet, une étude de l'association de défense de consommateurs Foodwatch[1] a dénoncé la différence de quantité de glucides colossale entre les produits alimentaires toutes marques confondues et une marque de distributeur premier prix.

Cas numéro 1 : la mayonnaise

Ci-dessous, les valeurs nutritionnelles d'une mayonnaise « premium ».

Valeur énergétique (kJ)	2778 kJ/100 g
Valeur énergétique (kcal)	664 kcal/100 g
Matières grasses	72 g/100 g
Acides gras saturés	5,9 g/100 g
Glucides	1,3 g/100 g
Sucres	1 g/100 g
Fibres alimentaires	0,5 g/100 g
Protéines	1,6 g/100 g
Sel	1,1 g/100 g

Nous avons 1,3 g de glucides pour 100 g. Et attention, préparez-vous…

Voici maintenant les valeurs nutritionnelles d'une mayonnaise de marque de distributeur « allégée » (en plus !).

Valeur énergétique (kJ)	1196 kJ/100 g
Valeur énergétique (kcal)	290 kcal/100 g
Matières grasses	28 g/100 g
Acides gras saturés	2,5 g/100 g
Glucides	8,2 g/100 g
Dont sucres	3,7 g/100 g
Protéines	1,2 g/100 g

1. https://www.foodwatch.org/fr/actualites/2024/enquete-dans-les-supermarches-les-produits-les-moins-chers-sont-les-plus-sucres-les-marques-distributeur-dans-le-viseur-de-foodwatch

Nous avons 8,2 g de glucides pour 100 g ! Cette mayonnaise « allégée » est donc six fois plus riche en glucides que la précédente…

Cas numéro 2 : les conserves de petits pois

Ci-dessous, les valeurs nutritionnelles d'une conserve de marque « premium ».

Valeur énergétique (kJ)	208 kJ/100 g
Valeur énergétique (kcal)	50 kcal/100 g
Matières grasses	0 g/100 g
Acides gras saturés	0 g/100 g
Glucides	5,4 g/100 g
Sucres	1,5 g/100 g
Fibres alimentaires	5 g/100 g
Protéines	4,5 g/100 g

Nous avons ici 5,4 g de glucides pour 100 g.

Regardons maintenant la conserve premier prix.

Valeur énergétique (kJ)	368 kJ/100 g
Valeur énergétique (kcal)	88 kcal/100 g
Matières grasses	0,9 g/100 g
Dont acides gras saturés	0,2 g/100 g
Glucides	11 g/100 g
Dont sucres	3,7 g/100 g
Fibres alimentaires	6,1 g/100 g
Protéines	5,8 g/100 g

Nous avons 11 g de glucides pour 100 g… Soit le double !

Il est tout à fait possible que l'explication principale soit que le sucre est un exhausteur de goût, et que face à des produits certainement plus insipides, les industriels chargent la dose. Donc attention quand vous faites vos courses : choisir les aliments à petits prix n'est pas forcément sans conséquence sur votre organisme.

Adapter son alimentation pour manger sans se priver

Repenser mon alimentation, voici la partie qui fut pour moi la plus sensible…

Vous l'aurez compris, je suis journaliste gastronomique, donc réfléchir avant de manger est pour moi une charge mentale supplémentaire. Après quelque temps de réflexion, j'ai pris conscience qu'en aucun cas il fallait que je me prive du plaisir de manger. Et je pense sincèrement que personne ne devrait le faire. Tout ce qui rentre dans votre organisme doit être synonyme de plaisir ! J'ai compris aussi que le diabète n'était pas un sprint, mais plutôt un marathon, et que pour tenir dans le temps, j'allais devoir comprendre comment réorganiser mon alimentation.

Comme je le disais précédemment, découvrir que l'on a un diabète de type 2 est vraiment comme apprendre une langue étrangère. Tout le temps de l'apprentissage, essayez de comprendre votre pathologie en détail et de voir véritablement l'impact qu'elle a sur votre organisme. Repenser votre façon de vous alimenter fait partie de cet apprentissage. On ne vous demande pas de changer drastiquement, mais simplement de réfléchir à votre alimentation, comme tout individu soucieux de sa santé devrait le faire.

Avant d'entamer cette réflexion, je pense qu'il est très important de savoir une chose. Votre corps ne peut pas vivre sans glucides ! Il en a besoin pour fonctionner correctement. Si l'on devait comparer, les glucides sont, pour notre organisme, un peu comme l'essence que vous mettez dans une voiture. C'est le carburant de notre corps, notre source d'énergie. Elles forment dans le foie et les muscles des réserves dans lesquelles le corps peut puiser lorsque c'est nécessaire.

Les glucides sont essentiels au bon fonctionnement des cellules, particulièrement celles du cerveau, du cœur, des muscles et des globules rouges. On ne peut pas s'en passer, notre corps en a besoin. Si on voulait imager la situation avec un peu de recul et d'humour, le rapport d'un diabétique aux glucides, c'est un peu comme les relations que vous entretenez avec votre mari (ou votre femme) ou vos enfants : « On a besoin de sucre mais on doit savoir doser ! Point trop n'en faut pour que tout soit OK ! »

Pour commencer, il faut que vous compreniez où se trouvent les glucides dans ce que vous mangez. Que vous sachiez faire une cartographie de vos habitudes alimentaires. Comprendre ce qui est le plus riche en glucides permet de savoir sur quel aliment vous pouvez agir si vous avez besoin de changer vos habitudes.

Comment modifier agréablement ses habitudes alimentaires

Il va falloir ruser. Tout ce que je vais vous expliquer dans cette section vise à vous ouvrir à un nouveau mode de réflexion. Comment continuer à manger ce que vous aimez, mais de façon vertueuse, c'est-à-dire bonne et saine pour votre organisme.

Pour ma part, la plus grosse prise de conscience que j'ai eue quand j'ai commencé à réfléchir à mon alimentation concerne les sodas. J'en buvais énormément. Au moins un par jour, voire plus ! Jamais je n'avais réalisé à quel point non seulement ils étaient sucrés, mais qu'ils étaient remplis de sucres rapides. C'était la première chose qu'il fallait que je supprime de mon alimentation. Chose que j'ai faite, mais pour vivre plus facilement ce sevrage, je les ai substitués.

En toute honnêteté, se « désintoxiquer » du sucre n'est vraiment pas facile. C'est une question de mental et de volonté. Alors je l'ai pris comme un défi personnel – « Vous croyez que je n'y arriverai pas ? Vous allez voir. » Mais les premières semaines étaient vraiment difficiles.

Le plus étonnant, c'est que j'ai eu la sensation après quelques mois, du jour au lendemain, que j'étais sortie de cette addiction. La soudaineté de la rémission m'a agréablement surprise.

Quand j'ai commencé à vouloir changer cette habitude, j'ai réfléchi à ce qui me faisait boire autant de sodas et, de façon certaine, j'ai réalisé que c'étaient les bulles. Comme je ne pouvais pas les retirer, je suis passée à l'eau gazeuse, mais qu'est-ce que c'était fade ! Alors j'ai trouvé deux façons de l'aromatiser.

• « Eau exquise »
J'utilise un produit miraculeux qui s'appelle « eau exquise ».
Il s'agit d'arômes naturels bio qui aromatisent l'eau. Plusieurs parfums existent, comme menthe, trois citrons, fraise gariguette et bien d'autres. Personnellement, celle que je préfère est la fraise gariguette. Dans une eau glacée, c'est absolument délicieux. Pour en savoir plus sur ces produits, j'ai contacté la fondatrice de la marque, Anne-Gaël Sadoun. Elle m'a expliqué qu'elle avait créé ces arômes pour aider sa maman âgée à boire de l'eau. Nous avons longuement échangé sur le sevrage du sucre et elle m'a dit qu'elle était justement en train de mettre en place un « protocole » pour les sevrages aux boissons sucrées : proposer les mêmes arômes, mais avec un peu de stévia, qui est un édulcorant naturel. Ainsi, les amateurs de boissons sucrées peuvent se « désintoxiquer », en diminuant progressivement la dose de stévia, tout en restant dans leurs habitudes gustatives. Je trouve cette idée géniale.

• Les concentrés d'Alain Milliat®
Voici une autre astuce que j'ai trouvée pour aromatiser mon eau pétillante. Ces concentrés à diluer bio ont des arômes exceptionnels. Comme des sirops, il faut en mettre une petite quantité au fond du verre pour transformer votre eau en boisson délicieuse. Alain Milliat® est une marque très intéressante quand on est diabétique car, dans sa sélection de boissons, un certain nombre d'entre elles sont réduites en glucides. J'ai une affection particulière pour son fondateur. Sa démarche de fonder une entreprise de jus de fruit et confitures est particulièrement courageuse quand on sait qu'il est lui-même diabétique. Bien qu'Alain soit pour sa part diabétique de type 1, nous discutons régulièrement de nos problématiques. Comment faire comprendre à notre entourage nos inquiétudes ? Comment expliquer et alerter quand on est en hypoglycémie ou en hyperglycémie ? Nos discussions sont pour moi un précieux réconfort.

L'exemple que je viens de vous partager avec les sodas est en réalité valable avec toutes les formes d'addictions alimentaires. Ce que j'ai été capable de faire avec les sodas, je l'ai également fait avec les chips et les biscuits apéritifs, qui sont particulièrement riches en glucides. J'avais tendance à en grignoter, sans même y penser, en regardant un film ou la télévision. Alors, j'ai essayé de conscientiser ces grignotages. Non, on ne mange pas pour rien, ou juste pour passer le temps. Je me suis rendu compte que je ne mangeais pas forcément parce que j'avais faim, mais plutôt par habitude gestuelle, un peu comme les fumeurs avec leur cigarette. J'ai donc tenté autre chose, reprendre une autre habitude que j'avais enfant, j'ai ressorti la poupée avec laquelle je dormais, Papoune. Je n'avais rien à perdre, et cela a fonctionné. J'avais pour habitude de tripoter une mèche de ses cheveux, ce que j'ai recommencé à faire avant de m'endormir. Comme si le temps n'avait pas passé, ce geste familier et réconfortant qui m'a aidée à m'endormir il y a quarante ans, m'a cette fois permis d'oublier l'envie de grignoter !

Tout cela pour vous dire qu'en réalité, il suffit d'être un peu plus rusé qu'on ne l'est déjà ! Réguler son diabète ne demande rien de plus que de la réflexion et du bon sens. Souvenez-vous, tout est dans la posture que l'on prend face à la pathologie.

Les trucs et astuces pour manger sereinement

Une question a changé ma vie de diabétique, et je me la pose à chaque fois que je sens que je meurs d'envie de faire entrer dans ma bouche quelque chose qui pourrait être problématique pour mon diabète. Cette question la voici : « Suis-je prête à marcher 10 km pour manger ça ? » 90 % du temps, je vais faire l'impasse sur cet aliment problématique, car je connais la réponse avant même de me poser la question ! Mais parfois, j'ai vraiment envie de manger l'aliment problématique, alors vous savez quoi ? Eh bien je le mange ! Eh oui, c'est comme ça, finalement on fait comme on a envie. J'essaye juste de le manger « intelligemment » et de prendre quelques précautions. Effectivement, s'il s'agit d'un gros abus, je prévois d'aller marcher avant de le consommer. Je ne vais pas forcément faire 10 km mais je vais essayer de compenser avec un peu d'activité physique (à mon niveau).

L'idée est d'avoir conscience que manger cet aliment ne doit pas être un acte impulsif. Que ce n'est pas anodin. Que l'ingérer va « coûter » à mon organisme, et que j'ai donc un petit effort à faire.

Autre habitude que j'ai prise depuis l'annonce de mon diabète : je mange quasiment toujours une salade verte au début du repas. Sachez que plus une salade est verte, plus cela veut dire qu'elle est remplie de fibres, et les fibres sont un allié de taille pour un diabétique. Plus votre repas en contiendra, plus elles agiront comme un filtre naturel pour les glucides. Commencer votre repas par une salade verte permet ainsi aux fibres qu'elle contient de ralentir l'absorption des glucides lors de la digestion. Il y a donc de fortes chances que la salade devienne votre meilleure amie ! De manière générale, plus vous intégrez de fibres dans votre alimentation, mieux ce sera pour votre santé.

Consommées en début de repas, les fibres aident donc à réguler l'indice glycémique. Plus votre repas en contient, plus l'absorption des glucides sera lente, limitant ainsi les risques de pic de glycémie. Elles contribuent ainsi à atténuer la courbe glycémique.

L'indice glycémique (IG) est un outil de classement des aliments contenant des glucides, basé sur leur impact sur la glycémie (taux de sucre dans le sang) dans les deux heures suivant leur ingestion. Il permet d'évaluer la capacité d'un aliment à faire varier la glycémie, en le comparant à une référence, généralement du glucose pur ou du pain blanc, dont l'IG est fixé à 100. Plus l'indice glycémique est élevé, plus l'aliment provoque une hausse rapide du taux de sucre dans le sang.

La salade est un moyen de jouer sur cette IG, mais le citron peut également l'être. Il contient un composé naturel, l'hespéridine, qui aide à réduire le taux de sucre dans le sang. De plus, l'acide citrique qu'il contient ralentit la conversion de l'amidon en sucre, limitant ainsi les pics de glycémie.

Alors commencer son repas avec une salade assaisonnée au jus de citron, ou boire un jus de citron en début de repas, est une bonne astuce à voir en tête !

Lors d'un repas, essayez de commencer par les aliments les plus pauvres en glucides et de progresser vers ceux qui en contiennent davantage. Cette approche permet d'optimiser l'apport en fibres et de mieux réguler l'absorption des glucides.

N'hésitez pas à informer vos proches sur votre pathologie lorsque vous êtes invité à manger. Ils ne peuvent pas avoir la même sensibilité que vous sur le sujet. Guidez-les en leur indiquant les aliments qui vous conviennent ou non. Cela vous évitera d'avoir à réajuster votre équilibre avant ou après le repas.

Les pièges à connaître

Ne supposez jamais qu'un aliment salé est forcément faible en glucides – c'est une erreur ! Restez toujours vigilant sur ce que vous mangez. Gardez en tête que les aliments considérés comme de la « malbouffe » sont encore plus problématiques pour vous en tant que diabétique de type 2.

Prenons l'exemple des fast-foods : presque chaque produit contient des glucides, et pas n'importe lesquels – des glucides raffinés. On en trouve dans le pain du burger, les frites, les sauces, les boissons… Bref, si vous voulez vous faire plaisir avec un burger, mieux vaut prévoir une bonne marche après !

Tous les produits industriels de grande consommation contiennent des glucides, le sucre étant un puissant exhausteur de goût. Comme expliqué dans la section « Apprenez à lire les étiquettes » (voir page 88), on en trouve même dans la mayonnaise ou les cordons bleus.

Une autre information importante à connaître, c'est que l'alcool peut perturber votre glycémie lorsque vous êtes diabétique. Si la boisson alcoolisée contient aussi des glucides, l'alcool peut faire monter votre taux de sucre, entraînant une hyperglycémie, car le foie le transforme en glucose. Mais attention, l'alcool peut aussi faire baisser la glycémie (hypoglycémie), car il empêche le foie de produire du sucre lorsque les aliments n'en apportent pas suffisamment.

En résumé, il est possible que votre glycémie mette plusieurs jours à se stabiliser après une soirée où vous auriez bu seulement deux ou trois verres. Comme pour tout autre aliment ou boisson qui pourrait poser problème à votre pathologie, soyez-en conscient avant de prendre la décision de consommer ou non, en toute connaissance de cause.

Ne focalisez pas sur les résultats d'analyse ! Vivez et gérez après !

Les seuls résultats de prise de sang sur lesquels je vous autorise un peu d'angoisse, ce sont les tout premiers, ceux de la découverte de votre diabète. Déjà parce que si la découverte est soudaine, ces résultats risquent d'être élevés et je comprends tout à fait que cela puisse faire peur !

Cela peut aussi être une découverte progressive et dans ce cas, cela veut dire que si vous avez eu sur plusieurs mois des résultats d'analyses au-dessus de la norme et/ou plusieurs analyses élevées consécutives, ces résultats sont synonymes de diabète. Dans ce cas, comme il se passe du temps entre chaque analyse et que vous serez vraisemblablement dans une sorte de flou – « je ne sais pas vraiment si je suis diabétique ou pas » –, je peux comprendre que cela soit angoissant.

Que votre diagnostic soit fait de cette façon, sur un temps échelonné avec plusieurs prises de sang successives, ou de façon soudaine, voilà ce que je vous demande : soyez juste avec vous-même ! Prenez conscience de cette pathologie qui risque d'être la vôtre, mais n'en faites pas la génératrice d'un stress sans limite. C'est un cercle vicieux ! Vous verrez (page 116) que le cortisol, qui est l'hormone du stress, influe sur votre glycémie. De fait, plus vous allez vous angoisser, plus cela aura un impact négatif sur votre diabète, ou au moins sur votre glycémie.

Moi la première, je me mets un coup de pression avant chaque prise de sang. Je culpabilise de tout ce que j'ai mangé les semaines précédant celle-ci, en me disant que je fais vraiment n'importe quoi, et que je serai l'entière responsable s'il y a une catastrophe. Mais 99 % des fois, la prise de sang n'annonce rien de dramatique. Détendons-nous ! Et surtout, ne soyons pas esclave de ces résultats !

Le diabète est une pathologie à évolution longue. Le risque est présent quand il n'y a pas de prise en charge ou que votre diabète est déséquilibré et que le sucre, et de fait les graisses, s'accumulent dans le corps, pouvant créer des soucis en cascade. Mais quand vous êtes pris en charge et que votre diabète est régulé, vos craintes n'ont pas lieu d'être, dans la mesure où votre traitement réajustera votre glycémie même si ces résultats d'analyses sortent parfois des clous.

Un fois encore, soyez indulgent avec vous-même ! Des résultats d'analyses qui ne sont pas « bons » une fois ne veulent pas dire que vous faites mal les choses. Juste qu'il arrive parfois de lâcher un peu prise. Vous ferez mieux la prochaine fois, j'en suis certaine !

Le point de vue du Pr Bordier

« La consultation peut être un moment angoissant pour le patient qui se demande : « Que va penser le soignant (infirmier ou médecin) de mes résultats ? » Comme s'il rapportait un devoir fait à la maison à son professeur d'école pour recevoir une note... Ce n'est bien sûr pas du tout le cas ! Ce temps de consultation permet de parler des glycémies mais pas uniquement et même parfois pas du tout. Ce qui intéresse le médecin, c'est de savoir comment va son patient, à quelles difficultés et problèmes il a dû faire face. Ces difficultés peuvent être liées au diabète lui-même (par exemple : les glycémies sont élevées après un repas très riche) ou à bien d'autres événements de la vie (par exemple : mon enfant a des problèmes à l'école, il va mal, cela m'inquiète et me préoccupe et je ne me suis pas occupé de mon diabète). Le rôle du soignant est d'essayer de les analyser et d'identifier avec le patient ce qui peut être perfectionné ou modifié ou simplement compris dans le but d'améliorer ses glycémies mais aussi et surtout sa qualité de vie. Le soignant est là pour donner des conseils personnalisés, individualisés et pratiques pour chaque patient. Et surtout, ce qui compte c'est ce qui vient, c'est le futur. Personne n'a de prise sur ce qui s'est déjà passé. Bien sûr il est important de le comprendre, mais ce qui compte avant tout c'est ce que l'on va faire. La consultation doit être un moment de renforcement positif. »

Le diabète et les saisons

L'ingestion de glucides n'est pas la seule variable qui fera évoluer votre glycémie, loin de là. Pour mon organisme, les températures extrêmes peuvent être catastrophiques ! Ça ne sera peut-être pas le cas pour vous, mais vu l'ampleur que cela peut prendre chez moi, je préférais quand même vous en parler.

En effet, je suis particulièrement vigilante lors de périodes de canicule ou de grand froid. Les températures extrêmes ont un fort impact sur notre organisme.

Premier exemple

Je suis à Montréal pour un reportage. On est en février et il fait un froid que moi, petite européenne, je ne connais pas : dans les – 15 °C. Un ami me conseille de prendre un petit déjeuner copieux car je dois sortir pour aller à de nombreux rendez-vous. Donc je mange comme je le fais avant une grosse journée de marche, sans imaginer l'impact supplémentaire qu'aura cette température sur mon organisme. Pancakes, sirop d'érable, gaufre, yaourt sucré, je me lâche et vis ma meilleure vie ! Je culpabilise en me disant que ça n'est pas très sérieux et qu'il y a de forte chance que d'ici deux heures je le paye avec un bon gros mal de tête d'hyperglycémie, mais allez, on ne fait pas ça tous les jours.

Je sors donc pour aller travailler et comme prévu, je sens le mal de tête poindre deux heures plus tard. Je prends donc ma glycémie et là, surprise, ça n'était pas un mal de tête d'hyperglycémie mais d'hypoglycémie !

À aucun moment je n'aurais imaginé que marcher de façon soutenue par – 15 °C pendant deux heures (moment où normalement la montée de glycémie est généralement proche de son apogée) provoquerait une hypoglycémie, et pourtant !

Deuxième exemple

Nous avons eu affaire ces dernières années à des vagues de canicule sans précédent. Lors de vacances d'été en Italie, nous avons décidé avec ma famille de visiter plusieurs villes et d'aller de l'une à l'autre en train. Le matin de notre départ de Florence pour Rome, je prends un petit déjeuner normal, un petit croissant fourré d'un peu de confiture et un café crème. Erreur ! On part pour la gare avec les valises. Il est tôt, mais on flirte déjà avec les 30 °C. Le voyage en train se passe bien, mais même avec la climatisation, il fait chaud. Ce qui veut dire que dehors il fait horriblement chaud ! Le train amorce son ralentissement à l'arrivée de Rome. On se lève pour prendre les valises et sortir. Je sens à ce moment-là un gros coup de fatigue qui ne ressemble en rien à un signe normal d'hypoglycémie chez moi, mais je prends quand même ma glycémie. 1,15, ça va. Je prends ma valise et je sors. On rassemble toute la famille avec mon mari. Il me parle mais je sens que je n'arrive pas à lui répondre. On s'arrête à l'ombre, il continue de me parler mais rien ne sort et je commence à sentir ma tête dans une sorte de brouillard que je ne connais absolument pas. Je prends ma glycémie. 0,70 ! En 10 min, ma glycémie a fait une chute libre. Chez moi, à 0,70, plus rien ne va, je déconnecte ! Un croissant à la confiture d'abricot fait rapidement remonter ma glycémie. Une grosse frayeur pour moi qui ne connaissais pas ce genre de signes d'hypoglycémie.

Durant ces mêmes vacances, nous décidons d'aller visiter le Vatican. Manger est mon métier et comme j'avais décidé de ne pas perdre une miette de la gastronomie locale, je prends au petit déjeuner deux belles parts de pizza *al taglio* (à la coupe) en me disant que ça me tiendra facilement jusqu'à 14 h… Je prends ma glycémie avant de partir : 1,60, on est bien. Grosse erreur ! C'était sans compter sur les quatre heures de marche dans les couloirs de la cité pontife sous 40 °C… 11 h 40, je sens que ça va moyen. En effet, ma glycémie est à 0,68… Ne voulant pas mourir chez le Pape, je sors ma « trousse du kif » (ma trousse de secours !).

Moralité

Le diabète est imprévisible. Après quatre ans de diabète, j'avais le sentiment de savoir ce qui pouvait provoquer chez moi des hypoglycémies. Eh bien je me suis trompée. Avec le diabète, je pense qu'on expérimente tous les jours. Je sais maintenant que faire une activité physique, même une petite, sous de fortes températures, a un impact important sur ma glycémie !

- Ayez toujours sur vous de quoi vous « resucrer » ! Faites-vous une petite « trousse du kif ». Mettez dedans tout ce qui vous fait envie mais que vous vous interdisez car trop impactant pour votre glycémie, comme des bonbons. C'est le moment de vous faire plaisir ! À vous de transformer le moment d'angoisse que peut être une hypoglycémie en moment de kif ! Tout est une question de point de vue. Je veux qu'au lieu de sentir la vague d'angoisse vous envahir quand vous voyez l'hypoglycémie arriver, vous éprouviez à la place une immense vague de bonheur à la perspective de pouvoir manger ce qui vous est normalement déconseillé ! Dans ma « trousse du kif », il y a des bonbons bien chimiques et une mini brique de café au chocolat dégotée en Italie et outrageusement sucrée.

- Apprenez à identifier tous les signes habituels d'une hypoglycémie mais sachez aussi être inventif ! Dites-vous que dans une situation inédite, ce qui vous semble bizarre est peut-être un signe. Qu'il ne s'agit pas d'un signe habituel mais que si c'est une sensation désagréable que vous ne connaissez pas, prêtez-y quand même attention et surveillez son évolution. Faites-vous confiance !

Je vous conseille également de jeter un œil sur le chapitre « Quand la société ne comprend rien » (page 134)... Parler avec ses proches et leur expliquer vos signes habituels d'hypo ou hyperglycémie peut les aider à comprendre et à identifier les situations désagréables pour vous, dans le cas où vous n'êtes plus réellement en mesure de vous exprimer.

Le point de vue du Pr Bordier

« Beaucoup de facteurs influencent les glycémies. L'activité physique fait diminuer le taux de sucre car les muscles vont utiliser ce dernier comme source d'énergie pour fonctionner. La dépense d'énergie peut être majorée lorsque l'effort physique est réalisé dans des conditions de températures extrêmes. Il est ainsi conseillé de contrôler sa glycémie avant, pendant (en cas d'activité prolongée) et après la fin de l'activité physique. La baisse de la glycémie peut survenir pendant ou après la fin de l'effort, parfois même à distance de l'effort. En effet, le corps va reconstituer ses « réserves » de sucre au niveau du foie et une hypoglycémie peut survenir à ce moment-là, à distance de la fin de l'effort physique. Une autre explication possible est liée au fait que l'absorption de sucre « rapide » (ici le sirop d'érable) peut provoquer une forte montée de glycémie après le repas, que le corps va essayer de corriger en fabriquant un peu trop d'insuline et il va en résulter une hypoglycémie « réactionnelle ». Cela peut survenir même chez les patients qui ne vivent pas avec un diabète. Certaines personnes présentent ce tableau en fin de matinée si elles consomment du miel ou de la confiture ou des céréales très sucrées au petit déjeuner. La solution est simple : éviter ces produits très sucrés et tout rentre dans l'ordre. »

Voyager sereinement quand on est diabétique

Partir en voyage quand on est diabétique n'a rien d'anodin. Comme avec un enfant en bas âge, il vous faudra un minimum de préparation, mais vous verrez, rien de catastrophique, et avec le temps, je parie que cela deviendra instinctif et que vous ferez le nécessaire sans y penser !

Avant le voyage : les formalités

- Quel que soit votre traitement, demandez à votre médecin un certificat médical expliquant que vous devez garder votre traitement avec vous en toute circonstance. Si vous partez à l'étranger, demandez-lui de vous l'écrire en anglais et idéalement dans la langue du pays où vous vous rendez car vous devez être en mesure de justifier le caractère indispensable des médicaments que vous aurez avec vous, en présentant un certificat médical ainsi qu'une ordonnance à votre nom au contrôle de sécurité de l'aéroport ou à la douane. Cela permettra au personnel d'identifier rapidement de quel type de traitement il s'agit. Si votre médecin n'est pas polyglotte, utilisez Google Translate !

- Vérifiez dans vos différents contrats d'assurance si vous bénéficiez d'une assurance rapatriement. Si ça n'est pas le cas, prenez-en une au cas où, on ne sait jamais.

Avant le voyage : les essentiels à mettre dans votre sac

- Mettez dedans vos médicaments, mais n'emportez jamais pile la dose que vous êtes censé prendre durant votre voyage. Imaginez toujours les imprévus ! Que vous restiez bloqué à cause d'un avion en retard ou d'une catastrophe naturelle (je ne vous le souhaite pas mais on ne sait jamais !) ou que vous décidiez de rester quelques jours de plus. Ne soyez pas esclave de votre traitement ! Vous restez une semaine ? Prévoyez quinze jours de traitement. Vous faites une injection de dulaglutides par semaine (je parle de ce traitement car c'est le mien) ? Prenez toujours une injection en plus de ce que vous avez prévu.

- Pour l'insuline ou les traitements par injection, demandez à votre pharmacien une pochette isotherme afin de les conserver à la température adéquate. Vous pouvez également trouver des trousses isothermes un peu plus sophistiquées sur Internet et sincèrement, je vous conseille d'investir dedans, car c'est très pratique pour voyager !

- Pour information, les dulaglutides ont une conservation optimale qui est normalement entre 2 et 8 °C, mais si cela n'est pas possible durant votre trajet, si par exemple il n'y a pas de frigo où vous allez, vous pouvez les conserver à une température allant jusqu'à 25 °C pendant quatorze jours maximum !

- N'oubliez pas de prendre votre appareil pour prendre votre glycémie. Très important car vous ne savez pas s'il y en a sur place. Et pendant le voyage, on n'est pas à l'abri d'une hypo !

- Prévoyez une « trousse de kif » avec des bonbons ou des aliments très sucrées en cas d'hypo, des barres énergétiques pour sportifs par exemple !

- Glissez dans ou sur votre pièce d'identité un papier avec écrit en gros et en rouge que vous êtes diabétique. La Fédération française des diabétiques (FFD) peut vous fournir sur demande une carte à remplir disant que vous l'êtes. En cas de souci, et si vous n'êtes plus en mesure de parler, cela peut s'avérer sacrément utile.

- Prenez votre sac de médicaments avec vous si vous devez prendre l'avion. Ne le mettez pas en soute ! Imaginez que l'on perde votre valise, vous ne pourriez pas prendre votre traitement. Autre raison : les variations de température en soute peuvent endommager les produits. Gardez donc ce sac accessible à tout moment et ne le mettez pas sous un milliard d'affaires. Faites en sorte de pouvoir mettre la main dessus au plus vite si besoin !

Lexique international du diabétique

Apprenez à lire les étiquettes des aliments à l'international ! Parce que « glucides » en France, aux États-Unis, en Espagne, en Italie ou au Japon, eh bien ça ne se dit pas de la même manière. Je me permets de vous le faire remarquer et de vous traduire les termes les plus utiles, parce que personnellement, il m'est arrivé de me retrouver totalement démunie dans un supermarché américain !

Voilà une petite aide pour tous les **globe-trotters** ***diabétiques.***

- En anglais, glucides = *carbohydrates* (retenez bien ce terme car vous pourrez l'utiliser dans de nombreux pays !)

- En espagnol, glucides = *hidratos de carbono*

- En italien, glucides = *carboidrati*

- En japonais, glucides = *tansuikabutsu (炭水化物)*

- En chinois, glucides = *tànshuǐ huàhéwù (碳水化合物)*

- En arabe, glucides = *alkarbuhidrat (الكربوهيدرات)*. Certains pays comme les Émirats arabes unis ont des étiquettes bilingues anglais !

Normalement avec tout ça, vous devriez vous en sortir !

Le point de vue du Pr Bordier

« Voyager en vivant avec un diabète demande de l'organisation et de l'anticipation. Le patient doit faire face aux difficultés liées à sa maladie mais aussi à celles liées au voyage lui-même. Celles-ci dépendent du type de diabète (et donc du type de traitement), de son équilibre (lorsque le diabète est déséquilibré, cela favorise les infections qui peuvent être plus fréquentes en voyage) et des complications du diabète. Le voyage peut comporter des risques en fonction du pays concerné (pays tropical par exemple) et des conditions de voyage (séjour dans un hôtel tout confort ou au contraire sac à dos à l'aventure et nuit à la dure sous une tente). En fonction du climat du pays, de la saison, les risques seront différents.

Avant de partir

Il faut se renseigner sur les risques sanitaires sur place, les structures de santé présentes, les dispositions sanitaires (par exemple les vaccins obligatoires ou simplement recommandés). Une « consultation du voyageur » auprès d'un service de maladies infectieuses bien en amont du voyage permet de programmer de façon sereine les vaccinations et donne des indications sur la composition de la trousse de secours qui sera utile sur place. Une visite chez le dentiste est recommandée surtout si vous partez dans un pays où il sera difficile d'accéder aux soins. Enfin, un rendez-vous avec votre diabétologue permettra d'établir le certificat de voyage et de vérifier votre « check-list » de départ : la quantité de médicaments, le matériel d'auto-surveillance glycémique si nécessaire. Le décalage horaire doit être pris en compte pour certains traitements, comme l'insuline, et votre diabétologue peut vous expliquer comment adapter au mieux les horaires d'injection.

Pendant le voyage

Vous devez avoir sur vous tout votre traitement et de quoi prévenir une cinétose (mal des transports) si vous êtes sensible. Sur place, il ne faudra pas oublier de prendre les traitements et d'équilibrer au mieux l'alimentation, ce qui n'est pas toujours facile car les habitudes alimentaires peuvent être très différentes selon les pays. La conservation des traitements ou du matériel d'auto-surveillance glycémique peut poser problème dans les pays très chauds ou au contraire très froids. Contre la chaleur, les pochettes FRIO permettent de conserver à bonne température votre traitement injectable. Elles se commandent en pharmacie et il en existe de plusieurs tailles différentes. Contre le froid, la solution est de conserver votre traitement injectable dans une boîte isotherme ou tout près de votre corps, sous les vêtements. Dans certains pays, la qualité de l'eau n'est pas aussi sûre qu'en France et il faudra préférer de l'eau en bouteille débouchée devant vous et éviter les glaçons. Les vacances sont aussi l'occasion de faire plus d'activité physique, et cela peut augmenter les risques d'hypoglycémie ; l'alimentation devra être bien adaptée, il faut prévoir si nécessaire des collations et il faire très attention à protéger ses pieds (porter des chaussures adaptées, éviter la macération, inspecter ses pieds tous les jours). La marche pieds nus doit être proscrite, surtout en cas de neuropathie sensitive qui rend le pied insensible aux blessures. Enfin, les mesures de sécurité et la réglementation ne sont pas partout les mêmes et une vigilance est nécessaire pour certaines activités à risque comme la plongée sous-marine.

Après le voyage, n'oubliez pas de consulter en cas de fièvre, de trouble digestif ou de lésion de la peau, vous pouvez rapporter de voyage certaines maladies contractées sur place. »

Diabète et stress ne font pas du tout bon ménage !

Quand on m'a annoncé mon diabète, j'ai cherché beaucoup d'informations sur internet. C'est à cette occasion que j'ai découvert l'impact incroyable du stress (et donc de la montée de l'hormone secrétée lors de moments « stressants » : le cortisol) sur la glycémie. Cela me semblait incroyable pour deux raisons. D'une, personne ne m'en avait parlé. Et de deux, je ne pouvais pas croire qu'il était si simple de réduire son stress.

Pour mieux comprendre l'impact du stress sur mon organisme, j'ai effectué plusieurs prises de glycémie directement après un pic de stress.

J'ai par exemple constaté que, pendant des périodes de stress professionnel intense, sur une semaine, ma glycémie à jeun au lever était notablement plus élevée, pouvant passer de 1,4 à 1,6. Mais le pire sont les constatations que j'ai pu faire après une discussion animée avec mon mari. Mon pic de glycémie équivalait à l'ingestion d'un gâteau sucré ! À la différence que mon taux évoluait de manière beaucoup plus rapide qu'après l'ingestion du gâteau. Les altercations sont donc aussi néfastes que le sucre rapide ? Oui, il faut croire ! Pour les diabétiques en tout cas.

J'ai donc pris les choses en main et j'ai demandé au neuroscientifique Oscar Bruel de nous expliquer ce mécanisme entre stress et diabète et surtout de nous aider en cas de complications.

A. S : Cher Oscar, expliquez-nous le lien entre stress et diabète ?

O. B. : Le cortisol, souvent appelé « hormone du stress », joue un rôle crucial dans notre corps, surtout en période de tension. Il est sécrété par les glandes surrénales et aide à gérer différentes situations stressantes. Cependant, cette hormone peut aussi avoir des effets moins désirables, notamment sur notre taux de sucre dans le sang, ou glycémie.

Lorsque l'on est stressé, le cortisol ordonne au corps de libérer plus de glucose dans le sang. Cette augmentation de glucose est une réponse naturelle, destinée à fournir de l'énergie rapide pour affronter le stress. Le problème, c'est que si le stress devient chronique, le taux de cortisol reste élevé, et donc la glycémie aussi.

Ce phénomène, appelé hyperglycémie, peut devenir problématique à long terme, surtout pour les personnes diabétiques ou à risque de diabète.

Le cortisol interfère également avec l'insuline, l'hormone qui aide à réguler le glucose dans le sang. Il peut rendre le corps moins sensible à l'insuline, un état appelé résistance à l'insuline. Quand cela se produit, le glucose a du mal à pénétrer dans les cellules, et le taux de sucre reste élevé dans le sang. Ce mécanisme peut entraîner des complications pour la santé, notamment un risque accru de développer un diabète de type 2 ou d'autres troubles métaboliques.

En somme, le cortisol, bien qu'essentiel pour gérer le stress à court terme, peut causer des perturbations importantes dans la régulation du glucose lorsqu'il est présent en excès de manière prolongée. C'est pourquoi il est important de comprendre comment cette hormone fonctionne et de savoir comment réduire son impact sur la glycémie.

A. S : Comment agir pour réduire l'impact du stress sur notre glycémie ?

O. B. : Il existe plusieurs moyens simples et efficaces pour diminuer le taux de cortisol dans le corps et, par conséquent, aider à mieux gérer la glycémie.

1. Techniques de relaxation

La première étape pour réduire le cortisol est de gérer son stress quotidien. Des pratiques comme la méditation, la respiration profonde ou le yoga peuvent aider à calmer le système nerveux et à réduire la production de cortisol. Ces techniques sont accessibles à tous et peuvent être facilement intégrées dans la routine quotidienne, même quelques minutes par jour.

2. Approches alimentaires

Ce que nous mangeons joue un rôle clé dans la gestion du cortisol et de la glycémie. Certains aliments, comme les fruits, les légumes et les grains entiers, peuvent aider à stabiliser le taux de sucre dans le sang et à réduire le cortisol. Éviter les excès de caféine et de sucre raffiné est aussi crucial, car ils peuvent provoquer des pics de glycémie et de cortisol. De plus, certains nutriments comme le magnésium, que l'on trouve dans les noix et les légumes verts, ou les vitamines du groupe B, présentes dans les légumineuses et les viandes maigres, peuvent soutenir la gestion du stress.

3. Activité physique

L'exercice est un autre outil puissant pour réguler le cortisol. Une activité physique modérée, comme la marche, la natation ou le vélo, peut aider à abaisser le taux de cortisol tout en améliorant la sensibilité à l'insuline, ce qui facilite la régulation du sucre dans le sang. Il est recommandé de pratiquer une activité physique régulièrement, mais sans excès, car un exercice trop intense pourrait avoir l'effet inverse en augmentant le cortisol.

4. Adaptation du mode de vie

Enfin, ajuster son mode de vie pour réduire le stress peut avoir un impact significatif sur les niveaux de cortisol et la glycémie. Cela inclut des techniques simples comme mieux organiser son temps, apprendre à dire non pour éviter de se surcharger, ou encore se réserver des moments de détente et de loisirs. Prendre du temps pour soi, que ce soit pour lire, écouter de la musique ou passer du temps avec des proches, est essentiel pour maintenir un équilibre mental et physique.

En combinant ces différentes stratégies, il est possible de gérer efficacement le taux de cortisol et de réduire les risques liés à une hyperglycémie prolongée. Ces pratiques simples et naturelles peuvent être intégrées facilement dans la vie quotidienne, aidant ainsi à protéger la santé sur le long terme. En prenant soin de notre niveau de stress, nous prenons aussi soin de notre glycémie, et par conséquent, de notre bien-être général.

Mes techniques de gestion d'urgence en cas de stress

Quand j'ai compris combien le stress impactait ma glycémie et que se soigner pouvait être aussi facile et rapide que de simplement respirer, j'ai cherché et testé toutes les techniques de relaxation possibles et imaginables afin de comprendre celles qui étaient les plus efficaces sur mon organisme.

La retraite

Cette technique est certainement la plus contraignante de toutes celles que je vais vous proposer, mais elle est exceptionnellement efficace !

Lors d'un reportage à Montréal, j'en ai profité pour prendre quelques jours pour moi, avant ma période de travail intense, dans un spa à 1 h 30 de route de la grande ville, caché dans la campagne québécoise, non loin du mont Orford, le SPA Eastman. Un lieu absolument paradisiaque où vous êtes véritablement coupé de tout : pas de réseau (mais du Wi-Fi si besoin), les montagnes, et de la neige à perte de vue. Quatre jours hors du temps pour ne penser qu'à moi.

J'allais mettre en pause ma vie professionnelle et son tumulte. J'avais pris mon ordinateur en signant un pacte avec moi-même : ne l'ouvrir que pour prendre des notes sur l'expérience que j'étais en train de vivre. Autre chose notable à prendre en compte lors de cette « retraite » :

la nourriture servie sur place était « anti-inflammatoire », c'est-à-dire réfléchie pour ne provoquer aucune inflammation du système digestif au moment de la digestion. Les repas étaient élaborés par un chef, et sincèrement, c'était délicieux !

Il y avait dans la salle de restaurant une « table conviviale ». Cette table a changé le cours de mon séjour. Il s'agit d'une table où peuvent manger les personnes n'ayant pas envie de passer leur repas seules.

Je m'y suis attablée dès le premier jour et y ai rencontré un groupe de femmes absolument fabuleuses. J'étais donc à des milliers de kilomètres de chez moi, sans réseaux sociaux, avec des personnes délicieusement drôles et sympathiques, que je n'avais jamais vu de ma vie, mais avec lesquelles nous avons beaucoup rigolé. Ce groupe a été particulièrement motivant. Nous avons fait ensemble des expériences que nous n'aurions certainement jamais osé faire seules. Par exemple, le personnel du spa nous a expliqué, à notre arrivée les bienfaits de l'hydrothérapie. Cela consiste, dans un premier temps, à monter votre corps en température pendant une vingtaine de minute dans un sauna ou un bain chaud, puis à vous immerger pendant quelques secondes (1 minute tout au plus) dans une eau glacée, soit dans des bassins très froids en intérieur, soit dans un lac gelé à l'extérieur. Bien évidemment, nous avons choisi le lac, pour aller, en plein mois de février, jusqu'au bout de cette expérience inédite pour nous toutes !

En plus d'être une hypocondriaque sévère et folle d'angoisse à l'idée de faire une crise cardiaque due à un choc thermique, j'étais tout autant terrorisée par le fait de me faire avaler les orteils par un quelconque monstre préhistorique qui aurait vécu au fond du lac ! Dans mon cas, l'immersion en eaux troubles et glacées a duré 30 secondes, tout au plus. Eh bien, croyez-le ou non, cela procure une sensation de bien-être quasiment instantané. Surtout, j'ai constaté que les jours où j'avais suivi ces thérapies, les résultats de mes taux de glycémie, pris chaque soir avant d'aller me coucher, étaient spectaculaires. Ce sont des exercices que je refais régulièrement chez moi, en alternant une douche bien chaude et en finissant par quelques secondes de jet glacé. Et cela marche tout aussi bien !

Durant les quelques jours de cette retraite, et cela dès le deuxième jour, je me suis levée avec une glycémie autour de 1,15 au lieu des 1,45 (environ) habituel… Je peux vous dire que j'étais sacrément surprise ! Notamment par la rapidité avec laquelle mon corps a accueilli et accepté cette pause, mais surtout combien son impact sur mon organisme a été rapide.

Les soins sonores

Lors de cette retraite, j'ai également expérimenté ce qui est devenu pour moi un incontournable : les soins sonores. Vous êtes allongé et une personne joue des sons apaisants en tapant sur différents gongs, bols tibétains ou bols en verre. Pour vraiment comprendre l'impact que pouvait avoir ce soin sur ma glycémie, je l'ai fait aux alentours de 10 h 30, soit 1 h environ après mon petit déjeuner, afin de la faire coïncider avec le début de ma digestion, où ma glycémie est souvent haute.

Lors de ce premier soin, je n'ai pas tout de suite compris l'impact positif que cette activité aurait sur mon organisme et sincèrement, je me suis dit que l'expérience allait être longue… Mais petit à petit, me laissant aller, j'ai lâché prise et suis tombée dans une forme d'état second. J'entendais absolument tout ce qui se passait. Je ne dormais pas, mais j'avais l'impression d'être dans un rêve. J'ai pris ma glycémie tout de suite après cette heure de relaxation, et je peux vous dire que ma surprise a été grande ! À ce moment de la journée, je suis habituellement autour de 1,3 g. J'étais là à 0,9 g ! J'ai longtemps réfléchi à ce qui avait pu se passer et quel impact cela avait pu avoir sur mon organisme. Et j'ai compris. Ce soin m'a permis de totalement déconnecter. Mon esprit s'est mis sur pause. J'ai donc pris une grande décision : je m'impose depuis de faire un soin sonore au moins une fois par semaine. J'ai souvent d'importants maux de ventre. Des sortes de crises extrêmement violentes, comme des spasmes. Je me suis rendu compte qu'à chaque fois que je faisais un soin alors que j'avais ces maux, cela m'apaisait considérablement et je n'avais plus de douleurs. Je suis donc convaincue que celles-ci sont liées au stress. Je peux maintenant agir en conséquence quand je les sens arriver.

Je vous conseille de regarder sur Internet, et notamment sur YouTube. Vous y trouverez des soins sonores enregistrés qui vous permettront de vous familiariser avec cette activité singulière. Même si ça ne sera jamais aussi efficace que de le vivre, car vous ne sentirez pas les vibrations de la même manière, cela restera un moment privilégié et une première approche vers ces sons guérisseurs.

De manière générale, ces soins sonores ont été pour moi une véritable prise de conscience. J'ai réalisé à quel point mon état d'esprit et mental avait un impact sur mon bien-être général, et sur mes glycémies en particulier. À trop penser, ou à ne pas penser suffisamment à soi, on peut devenir son pire ennemi ! Et l'impact sur notre santé est considérable… J'ai donc pris la décision de me m'allouer chaque jour une demi-heure uniquement dédiée à cette déconnexion mentale, qui peut être un soin sonore ou autre chose, car il existe de multiples façons de mettre son cerveau sur « Off ».

La méditation

La méditation, c'est comme appuyer sur le bouton pause, elle vous aide à vraiment déconnecter et à vous relaxer.

C'est une première étape vers des activités de relaxation plus intenses comme les soins sonores. Vous apprenez à déconnecter. Et vous verrez, ce n'est pas si facile.

J'ai commencé à me familiariser avec la méditation pendant le confinement. Et s'il y a une chose positive à garder de cette période, c'est bien celle-ci. J'avais le temps de ne rien faire, et je pense que ça change tout ! Alors oui, bien sûr, nous avons pour beaucoup dû travailler et gérer bien d'autres soucis du quotidien, mais de manière générale, mes interactions sociales étaient quand même beaucoup plus limitées. Je pense que mon cerveau était vraiment allégé d'un grand poids, cette charge mentale inhérente à la vie quotidienne. Tout était réuni, à ce moment-là, pour que je sois ouverte à ce genre d'expérience.

Commencez par de petites séances de 5 minutes, et surtout ne commencez pas seul, privilégiez les méditations guidées. Personnellement, j'ai découvert un appareil fabuleux, Morphée®, qui propose différents programmes de méditation. Ils durent 8 ou 20 minutes et vous accompagnent afin de vous relaxer au mieux. Cet appareil m'a été d'une aide immense dans cette première étape vers l'apaisement.

Idéalement, divisez le temps que vous allouez à la relaxation en deux : 15 minutes le matin pour bien démarrer la journée et 15 minutes le soir pour bien la finir. C'est souvent difficile de se poser et de se recentrer uniquement sur soi-même sans avoir de pensées parasites, alors si celles-ci surviennent pendant ce moment de pause, laissez-les venir sans leur donner d'importance et tentez tout de suite de recentrer votre attention sur la voix qui vous accompagne. Autre écueil à éviter : attention si vous faites une séance de méditation alors que vous êtes fatigué, car le but n'est pas de vous endormir. Privilégiez à ce moment-là une séance courte.

La cohérence cardiaque

La cohérence cardiaque, c'est vraiment génial, parce qu'en réalité, il n'y a rien de plus simple que de respirer ! C'est une technique de respiration guidée qui vise à réguler le rythme cardiaque en synchronisant la respiration et les battements du cœur. Mais vous réaliserez, lors de votre première séance, qu'en général on ne respire pas forcément bien et que notre souffle est souvent conditionné par nos émotions. Prenez par exemple l'expression « c'est à couper le souffle » : effectivement, on se rend compte que souvent, lors d'une situation remuante, notre respiration n'est plus la même. C'est finalement fort fâcheux car la respiration est ce qui va permettre à votre corps de se fournir en oxygène. Donc, quand on respire mal, c'est l'intégralité de notre organisme qui s'en trouve impacté !

La cohérence cardiaque permet en quelque sorte de recentrer votre respiration. Dès que vous vivez une émotion particulière (positive ou négative), pensez à bien respirer. Au-delà du diabète, imaginez aussi utiliser la cohérence cardiaque dans des situations de peur, de trac ou d'angoisse extrême. Par exemple, si vous êtes chez le dentiste ou si vous avez peur en avion. Ces deux situations font partie de mes pires angoisses au monde ! Je me suis dit que tenter d'apprivoiser ces peurs en respirant ne pouvait pas être une mauvaise chose. C'est donc ce que j'ai tenté de faire, et sincèrement, à chaque tentative je sentais mes angoisses s'apaiser jusqu'à en arriver aujourd'hui à une appréhension totalement acceptable. Je ne fais plus de crises d'angoisse et ne perds plus le contrôle de moi-même comme c'était le cas par le passé.

N'oublions pas qu'évidemment, lors de telles crises, notre niveau de cortisol augmente et de fait joue sur notre glycémie. Il faut donc agir vite afin d'éviter de se trouver le moins longtemps possible dans ces situations désagréables pour notre corps.

J'ai donc acheté un autre appareil, le Zenspire®. Depuis, je ne le quitte plus et l'utilise très régulièrement ! Il propose différentes séances de respiration et les guide de différentes manières : en vibrant, en alternant deux types de lumière ou en émettant des sons. L'appareil est suffisamment petit pour être facilement transportable dans un sac si vous devez vous déplacer. Je fais des séances quasiment tous les jours, surtout en période de stress intense.

La cohérence cardiaque permet de se recentrer dans les moments de tumulte. La charge mentale est souvent une source importante de stress, et cette pratique peut vous aider au quotidien à mieux organiser vos pensées et à retrouver un équilibre mental. C'est véritablement comme appuyer sur le bouton « Pause », en sachant que vous serez bien plus proactif après. C'est un outil tellement facile à utiliser que je vous conseille sincèrement de l'intégrer dans votre vie de tous les jours !

Vous remarquerez que plutôt que de vous faire télécharger des centaines d'applications mobiles je vous conseille deux appareils. C'est parce que j'adorerais que votre téléphone ne soit pas une chose à laquelle vous donniez plus d'importance qu'à vous-même. J'aimerais que durant ces quelques minutes que vous vous consacrez, il soit loin, très loin de vous, et que vous le viviez bien.

J'espère qu'après avoir lu ces quelques pages, vous comprenez que vous êtes finalement la meilleure personne pour prendre soin de vous. N'attendez pas des autres qu'ils s'en chargent, comprenez seul que vous êtes suffisamment important(e) pour vous consacrer un peu de temps rien que pour vous. Comprendre combien le mental impact votre organisme est une prise de conscience extrêmement importante car c'est une avancée considérable sur votre parcours de santé !

Personnellement, je n'appréhende plus mon diabète de la même manière depuis que j'ai réalisé combien le stress avait un impact sur ma pathologie. J'ai compris que je devais prendre soin de moi si je voulais être plus tranquille avec elle.

DIABÈTE ET CHARGE MENTALE, LES MEILLEURS AMIS DU MONDE !

Quand on est diabétique, cela induit une tonne de pensées supplémentaires à prendre en compte. Il faut donc apprendre à « prioriser » ces pensées et donner sa juste place à chacune afin que votre vie reste légère, et surtout que vous ne deveniez pas mentalement esclave de votre pathologie !

Combien cette charge mentale est normale !

Quand on vous apprend votre diabète, vous vous prenez littéralement un mur à 250 km/h en pleine face et deux minutes après, on vous demande de changer beaucoup, beaucoup de choses dans votre quotidien. Alors que tout cela est d'une violence inouïe et qu'il n'y a absolument rien d'instinctif dans ces changements.

Mais comme je vous le disais précédemment, soyez indulgent avec vous-même ! Appréhendez ces bouleversements à votre rythme. Prenez le temps de les comprendre, de les digérer. Il est tout à fait normal de ne pas tout assimiler du premier coup.

On vous explique un million de choses à prendre en compte en même temps. Votre réflexion est multipliée par dix. Prendre des rendez-vous de contrôle liés à votre pathologie, réapprendre à réfléchir son alimentation et au-delà de ça, apprendre à vivre avec cette pathologie sourde et l'accepter.

Je me souviens d'une campagne de sensibilisation faite il y a quelques années par une association de diabétiques. On y voyait des gens dans leur vie quotidienne, au travail, lors d'activité sportive. Des gens normaux, que rien ne différenciait des autres, à un détail près ! Lors de toutes ces activités banales, ils jonglaient en même temps avec un ballon bleu et devaient faire en sorte que celui-ci ne tombe jamais ! Eh bien, je trouve qu'il n'y a pas plus claire explication que cette image. Le diabète, c'est jongler au quotidien, à toute heure du jour et de la nuit, quoi que l'on fasse et où que l'on soit.

Avec le diabète, tout est toujours très hypothétique. On a mal nulle part mais on a quand même, parfois, des symptômes pour nous aiguiller plus ou moins. Rien n'est franc ni clair, alors évidemment qu'il n'y a rien d'intuitif et qu'à l'annonce d'un diabète de type 2, on se demande comment on va gérer sa maladie ! Mais vous allez voir : les clés de la réussite sont bien la compréhension de votre pathologie et la bienveillance que vous aurez envers vous-même.

Le point de vue du Pr Bordier

« Le diagnostic du diabète, surtout s'il est fait alors que la glycémie est très déséquilibrée, est un moment difficile et douloureux dont le patient se rappellera toute sa vie. L'annonce et ce que l'on va expliquer au patient vont jouer un rôle important dans la suite de la prise en charge, c'est une étape cruciale. Le rôle du soignant est d'expliquer ce que personne ne veut entendre sur la modification de son mode de vie, de son alimentation, sur la prise de médicaments. Il faudra savoir répéter ces prescriptions avec patience et toujours encourager le patient car tous ces changements ne sont faciles pour personne. »

La peur de faire des hypoglycémies et des hyperglycémies

Selon la façon dont se manifeste une hypoglycémie ou une hyperglycémie sur notre organisme, car les signes sont variables selon les personnes, cela peut être un évènement particulièrement redouté, voire très angoissant, car on perd le contrôle de façon parfois spectaculaire.

Moi, par exemple, c'est le fait que mon organisme prenne le dessus qui m'angoisse.

Je crains de ne pas savoir réajuster ma glycémie à temps, de totalement perdre le contrôle, de ne plus gérer et devoir abandonner mon sort à quelqu'un qui s'occupera moins bien de moi que je ne le ferai moi-même !

Ce qui n'a absolument aucun sens puisque je suis hypocondriaque, donc au moindre microscopique signe d'hypo, je prends instantanément ma glycémie et je réajuste tout de suite. Cette perte de contrôle que je redoute tant ne m'est jamais arrivée !

Pour les hypers, c'est différent, j'angoisse encore un peu plus puisque je ne suis pas traitée à l'insuline (et tant mieux !) donc je n'ai d'autre champ d'action que mon bon sens !

Le cortisol, qui est l'hormone du stress, pouvant faire drastiquement monter la glycémie, je tente de voir si je peux faire quelque chose de ce côté-là. Je commence donc par faire une longue séance de relaxation ou de cohérence cardiaque, d'au moins quinze minutes. Je prends à nouveau ma glycémie après, pour voir si ça a eu un impact. Et en fonction, je reste vigilante, en vérifiant régulièrement, jusqu'à ce que ça redescende. Et si ça ne redescend pas au bout de douze heures, j'appelle mon médecin.

Ne restez pas plus d'une journée avec une glycémie à 2 g (ou au-dessus), c'est qu'il y a quelque chose qui cloche. Pas forcément grave, il peut s'agir d'un rhume ou du stress, mais prévenez le professionnel de santé qui vous suit car il saura quoi faire et, surtout, il saura vous rassurer !

En réalité, pour minimiser au mieux ces peurs des hypo et hyper, il y a juste quelques petites choses à faire.

- Ayez toujours avec vous de quoi vous resucrer ainsi que votre appareil pour prendre votre glycémie. Si vous êtes sujet à faire des hypo la nuit, préparez-vous un petit kit avec vos essentiels sur votre table de nuit ! Ne soyez jamais pris au dépourvu.

- Ne laissez pas votre mental prendre le dessus. C'est légitime d'avoir peur mais à partir du moment où vous savez comment agir et mettez tout en place pour savoir quoi faire en cas de problème, ne laissez pas cette peur grandir. Laissez-la à sa juste place. Ne laissez jamais votre mental devenir votre pire ennemi ! Quand vous sentez l'angoisse prendre le dessus, demandez-vous sincèrement si ça a du sens. Si vous estimez que oui, car vous n'avez pas la réponse à toutes vos questions, eh bien c'est simple, cherchez les réponses qui calmeraient vos angoisses. Ne restez jamais avec des interrogations qui perturbent votre mental car souvenez-vous : stress = + de cortisol = montée de glycémie. C'est un cercle vicieux !

Le point de vue du Pr Bordier

« Signes d'hypoglycémie : sueurs, transpiration, nervosité, tremblements, palpitations, fringale.

Signes d'hyperglycémie : soif, langue sèche, envie d'uriner, fatigue, crampes, difficultés pour se concentrer. »

L'angoisse de passer sa vie à compter ce que l'on mange

Quand on est diabétique, il est important de comprendre l'impact des aliments que l'on mange sur notre glycémie. C'est un apprentissage progressif. On ne peut pas tout comprendre tout de suite.

Il va falloir prendre en compte de nombreux critères au moment de mesurer votre glycémie : est-ce que vous avez mangé cet aliment avant ou après avoir fourni un effort ? Après une bonne « engueulade » ? Est-ce qu'il fait très froid ou très chaud ? Bref, il y en a certainement d'autres, mais il faudra penser à noter toutes les situations qui peuvent d'une façon ou d'une autre faire varier votre glycémie.

Il faudra donc la mesurer plusieurs fois dans de nombreuses situations différentes. Vous pouvez noter les situations et les résultats si besoin dans un cahier dédié afin de ne rien oublier ou dans le tableau à la fin du livre (voir page 179).

En revanche, après quelques mois, lorsque vous comprenez plus ou moins l'impact de ce que vous mangez sur votre organisme, c'est fini, on arrête ! Il peut être très tentant de mesurer sa glycémie tout le temps, pendant des mois, des années, continuellement. Ça n'a aucun sens ! Je vous le dis parce que c'est ce que j'ai moi-même fait. Chaque aliment dégusté devenait quasiment une source d'angoisse et donc de mesure. Alors stop ! On mesure pendant trois mois et après on se fait confiance. On ne rentre surtout pas dans un délire obsessionnel !

Si un aliment nouveau pose question de temps en temps, on peut mesurer sa glycémie par curiosité après l'avoir mangé, mais en aucun cas il ne faut devenir esclave de ces mesures. Elles servent à nous aiguiller, certainement pas à devenir une charge mentale supplémentaire. Vous verrez qu'à force, vous saurez plus ou moins ce que tel ou tel aliment va générer comme impact sur votre glycémie et ça doit vous suffire. N'oubliez pas que nous sommes simplement des patients, que l'on va certainement se tromper pendant notre parcours de santé et que ça n'est pas un drame ! Une fois encore, soyez indulgent avec vous-même et ne vous imposez pas ce comptage de façon frénétique.

Reprenons l'image de l'apprentissage d'une langue étrangère (page 100). Si vous partez en vacances dans un autre pays ou qu'un nouveau membre de votre famille ne parle pas le même langage que vous, il y a de grandes chances que pour pouvoir communiquer, vous appreniez sa langue. Mais vous n'arriverez pas devant lui au bout de trois mois en la parlant couramment sans aucun accent français. Et personne ne vous en tiendra rigueur, on sera même plutôt touché de l'effort que vous aurez accompli. Eh bien là, c'est exactement pareil !

Laissez-vous le temps d'appréhender votre diabète en douceur sans vous mettre de pression ! Vous verrez qu'après quelques mois, tout deviendra fluide.

L'importance d'avoir un bon médecin

Ça n'est pas important d'avoir un bon médecin, c'est beaucoup plus que ça : c'est absolument essentiel ! C'est la clé de votre motivation sur le chemin laborieux de votre parcours de soin.

Votre médecin, c'est un peu comme un chef d'orchestre. C'est celle ou celui qui va donner le tempo. Si ce qu'il vous dit ne vous convient pas, demandez un deuxième avis. Il vous dirige vers un traitement que votre corps ne supporte pas et ne le prend pas en compte, changez de médecin, ça n'est pas grave. Vous devez vous sentir à l'aise avec votre parcours de santé. Changer de médecin n'est pas du tout une catastrophe !

Ça a été mon cas.

Le premier endocrinologue qui m'a suivie pour prendre en charge mon diabète m'a, comme je l'expliquais précédemment, mise sous la dose maximale possible de metformine, et j'en ai bavé pendant onze mois !

Vous comprendrez dans le paragraphe suivant à quel point ça a été compliqué. Je l'ai formulé plusieurs fois, mais avec du recul je pense que je n'ai pas été assez ferme quand j'expliquais mon problème à ce médecin. De fait, à chaque fois, j'avais le droit à : « Oui, oui, je sais, ça n'est pas facile mais vos résultats d'analyse sont vraiment bons et votre diabète se stabilise.

Gardons la metformine encore un peu. » Pendant presque un an, je n'ai pas été entendue. Et un jour, j'en ai eu marre. Je suis allée voir mon médecin généraliste pour lui en parler et c'est lui qui m'a dit stop ! Qu'il s'occuperait évidemment de moi à nouveau si aller voir un spécialiste devait pour moi être synonyme de souffrance. Accepter des douleurs ou des situations indélicates par peur d'ennuyer son médecin n'est pas possible ! N'oubliez jamais que vous êtes le malade, avec une vie et des émotions et que cela doit être pris en compte. Votre médecin doit savoir parfois lire entre les lignes.

C'est terrible, car en interrogeant de nombreux diabétiques sur leur rapport à leur médecin concernant leur diabète, beaucoup m'ont avoué ne pas avoir trouvé de soignant qui les accompagne réellement dans le traitement de leur pathologie. Parfois, il s'agit de leur généraliste et ça suffit, c'est très bien. Beaucoup m'ont aussi avoué avoir été avec des endocrinologues très compétents mais qu'après leur départ à la retraite ou leur changement de lieu de travail, ils sont restés sans professionnel de santé pour s'occuper d'eux, et de fait sans vrai suivi régulier. Ça ne doit pas arriver ! Il est parfois difficile de trouver un spécialiste, je vous le concède, mais dans ce cas, tournez-vous vers votre généraliste qui n'est pas uniquement là pour renouveler des ordonnances. Ne restez jamais sans un suivi régulier de cette pathologie. Je vous dis ça en ayant totalement conscience de toute l'énergie que cela demande, mais c'est vraiment très important !

Mes échanges avec le Professeur Bordier sont juste exceptionnels ! Je pense sincèrement n'avoir jamais de toute ma vie rencontré un médecin autant à l'écoute, empathique et surtout bienveillant. Elle considère la personne qui est face à elle et ça fait toute la différence. Je pense qu'avant d'être un bon médecin, le Professeur Bordier est surtout quelqu'un de bien, viscéralement humaine.

Un bon médecin vous aide à surmonter les obstacles de votre parcours de soin

Avec mon endocrinologue précédent, envisager de passer au Trulicity® était formulé de la façon suivante : « Attention, si vous ne faites pas les choses bien et que la metformine ne marche plus, on va passer aux injections ! » C'était comme une sorte de menace qui me provoquait une angoisse absolue ! Le Professeur

Bordier a mis plusieurs mois à déconstruire tout ça. Surtout, sans jamais me juger, me culpabiliser et encore moins me forcer. Elle m'a calmement expliqué que le Trulicity® me permettrait de ne plus avoir d'inconforts ; qu'à ce niveau-là, ça me changerait la vie mais qu'elle comprenait totalement mes angoisses et que l'on n'irait vers ce traitement que quand je me sentirais prête et qu'en attendant, on allait changer mes médicaments parce qu'en aucun cas les effets secondaires gastriques que je subissais n'étaient acceptables !

La bonne humeur, la gentillesse et surtout la bienveillance du Professeur Bordier sont les raisons qui m'ont donné envie d'aller vers un traitement que je n'aurais pas envisagé avant. Phobique absolue que je suis des piqûres et des aiguilles, cela me semblait totalement inconcevable. Grâce à elle, je m'en suis sentie capable.

Le Professeur Bordier m'accompagne sans me juger. Je suis hypocondriaque, donc aller chez le médecin est pour moi une des pires sources d'angoisse. Quand j'arrive dans son bureau, je lui parle souvent de choses qui n'ont rien à voir avec sa spécialité. De mes suspicions de « cancer de la peau » ou de « cancer du coude » par exemple ! Non seulement jamais elle ne me dit que je suis complétement givrée et que je devrais aller voir un psy, mais elle n'esquisse pas même un sourire amusé ! Elle va regarder, me dire ce qu'elle pense de ce que je lui montre, me rassurer et m'envoyer chez un spécialiste pour me rassurer encore plus.

La lourdeur des effets secondaires : ce qu'on ne vous dit pas

Je préfère vous prévenir, dans ce paragraphe, on ne va pas faire dans la dentelle. On va aborder une situation qui n'est pas glamour du tout ! Mais c'est important, parce qu'il est possible que personne ne vous en parle avec autant de sincérité et c'est vraiment indispensable de le faire pour que vous compreniez que vous n'êtes pas seul si vous êtes aussi confronté à cette situation.

Première chose très importante : lorsque l'on vous met sous un traitement de façon générale, et particulièrement pour le diabète, n'hésitez pas à demander quels sont les effets secondaires potentiels du traitement.

Cela peut paraître absurde mais ça vous laissera le temps de vous préparer psychologiquement à ce qui peut vous attendre. Vous ne serez pas pris par surprise.

Bien que ce soit maintenant loin derrière moi, je sais que les effets secondaires liés à mon traitement pour le diabète m'ont véritablement traumatisée. La metformine a eu sur mes intestins un effet dévastateur !

On m'a annoncé mon diabète fin janvier 2020. Un mois et demi après, nous étions confinés. Et sincèrement, je me dis que c'est un mal pour un bien, parce que je ne sais pas comment j'aurais pu socialement survivre si ça n'avait pas été le cas. J'ai véritablement passé mes premières semaines de confinement vissée sur les toilettes, aux prises à d'effroyables diarrhées. Je pouvais vraiment y aller une vingtaine de fois par jour. Vous allez rire, mais quand le monde entier s'inquiétait à cette période-là des pénuries de papier toilette, imaginez la dimension que cette angoisse a prise pour moi !

Bien que ça se soit stabilisé par la suite, cela restait inacceptable, mais je ne l'ai pas réellement pris comme ça. J'y voyais plus une sorte d'amélioration, passant de vingt fois par jour sur le trône à dix ! En revanche, la « surprise » de la survenue de ces moments restait la même ! J'étais assaillie par ces diarrhées à n'importe quel moment du jour ou de la nuit ! Lorsque l'on a commencé à être progressivement déconfiné et que les réunions ont recommencé en présentiel, j'ai été obligée de mettre des couches pour personnes âgées, ne sachant pas si je pourrais tenir le coup. Attention, ça n'est pas le cas de tout le monde. Mais si je vous en parle, c'est parce que la plupart des gens qui ont été sous metformine et avec lesquels j'ai échangé m'ont tous décrit les mêmes symptômes, avec différents niveaux de « violence ». Il s'agit d'effets secondaires connus de ce médicament.

Au-delà de l'inconfort évident de ces situations, elles étaient très régulièrement accompagnées de maux de ventre effroyables, des douleurs parfois proches de celles des contractions d'accouchement. Cela se manifestait comme des sortes de crises. En réalité, on ne vous prépare absolument pas à la violence de ces effets secondaires. La réaction peut être tellement forte que l'on n'imagine pas que cela ne soit « que » des effets secondaires médicamenteux et notre imaginaire peut parfois prendre le dessus.

Et à juste titre dans la mesure où ce que l'on est en train de vivre sort de toute logique !

J'étais physiquement et moralement au bout du rouleau. Vivre constamment dans la douleur est une chose que je ne souhaite pas à mon pire ennemi. Voilà pourquoi j'insiste encore une fois, signalez absolument ce genre de désagrément à votre médecin. Vous devez pouvoir avoir une vie normale sans avoir à subir ce genre de situation. Et n'ayez crainte, il y a toujours des solutions ! Personnellement, le passage au Trulicity® a stoppé net cette problématique !

Je vous conseille également de prendre des probiotiques ou de l'ultralevure. Ça peut sembler bête mais vous allez voir, cela rééquilibrera votre flore intestinale et franchement, la différence dans votre quotidien sera colossale. Si vous pouvez, commencez à en prendre en même temps que le début de votre traitement, ainsi vous ne verrez peut-être même pas la différence !

Quand la société ne comprend rien

En échangeant avec un grand nombre de diabétiques, je me suis rendu compte que beaucoup, en réalité la plupart, se sentent infiniment seuls au quotidien. Et entre nous, c'est également mon cas. Le diabète étant une pathologie « sourde », toute la charge mentale inhérente à cette pathologie est très difficile à formuler de façon claire, et de fait à comprendre pour les autres, puisque c'est invisible et donc difficile à appréhender.

Le rapport à la famille et aux amis

Même au sein de votre cercle de proches, le diabète est parfois difficile à intégrer. Combien de fois, lors d'un repas, vous a-t-on dit : « Ah oui tu manges du dessert ? Tu peux avec ton diabète ? » alors que le plat principal était servi avec du riz ou des pâtes sans proposition de légumes verts !

En réalité, tout est une question d'éducation. Imaginez bien que tout le monde est loin d'avoir votre degré de conscience et vos connaissances en termes de diabète. Alors éduquez-les ! Expliquez que vous avez le droit de manger de tout mais en quantité raisonnable et qu'en revanche, lors d'un repas, il va falloir choisir entre une généreuse portion de féculents et une tarte aux fraises. Donnez-leur les bases ! Proposez même de les écrire sur un papier si besoin.

Voici les deux principales informations que je donne lorsque l'on m'invite et que je vous propose de recopier à l'attention de votre famille ou vos amis.

- **L'alcool contient des glucides.** Les pires étant le kir (12 g pour un verre environ), la bière (15 g pour 33 cl), les cocktails (26 g pour 12 cl).
- **Il y a des glucides partout.** Dans le salé, comme dans le sucré ! Donc, on ne peut pas proposer un plat avec des féculents, par exemple, sans un choix de légumes, quand on invite un diabétique, si on veut lui donner l'espoir de pouvoir toucher au dessert !

Le rapport au travail

La plupart du temps, sur les lieux de travail, absolument rien n'est fait pour s'adapter à notre pathologie. Les grosses entreprises adapteront peut-être leur self pour les repas du midi avec des menus équilibrés, proposant toujours avec des viandes ou poissons un choix de légumes, en revanche il n'y aura pas de formation particulière à cette maladie.

Alors parlez-en à votre N+1 qui se chargera de prévenir vos collègues, ou parlez-leur directement selon votre degré d'intimité avec eux. Expliquez par exemple les signes indiquant que vous faites une hypo. Je sais qu'évoquer ce sujet peut être de l'ordre de l'intime mais cela est très important en cas de problème. Préparez une fois encore une trousse disposée dans un endroit connu de tous afin que l'on puisse vous aider en cas de complications.

Et surtout, ne soyez pas déçu si les gens ne comprennent pas ou ne montrent aucun intérêt à votre pathologie. Vous êtes sur votre lieu de travail, prenez du recul, il ne s'agit pas de vos amis mais de vos collègues. Cela n'empêche pas que vous pouvez en avoir de fort compréhensifs, c'est tout ce que je vous souhaite.

Le rapport aux mauvais médecins

On a tendance à voir les médecins comme des êtres à part qui ont la parole divine, mais si vous prenez du recul, vous comprendrez que ce sont en réalité des gens normaux, comme vous et moi. Avec des émotions, et surtout qui peuvent commettre des erreurs.

Ça n'est pas grave, mais en aucun cas vous ne devez subir votre médecin. J'insiste car je sais que « quitter » ou remettre en question un professionnel de santé est loin d'être une chose facile.

On culpabilise, ils vous culpabilisent aussi parfois. On ne sait pas forcément où aller non plus. **Mais n'oubliez jamais que c'est de votre santé que l'on parle !** On s'en fiche que le médecin soit content ou non que vous remettiez sa parole en question, ou que vous souhaitiez en voir un autre puisque l'on parle de ce que vous avez de plus précieux au monde !

Je vais vous donner un exemple. Ma maman voyait depuis vingt ans le même cardiologue. Toute ma famille maternelle a de vrais problèmes cardiaques, et on sait que l'on doit être particulièrement vigilant. Je l'accompagne à un rendez-vous et je trouve son cardiologue particulièrement léger. « Bonjour madame, alors comment ça va aujourd'hui ? Bien, super ! Le traitement ça va ? Ah génial ! » Il lui fait un électrocardiogramme. « Génial, tout va bien ! » Je l'accompagne à un deuxième rendez-vous : exactement pareil. Je dis donc à ma mère que je le trouve un peu léger… Nous prenons alors rendez-vous avec un autre spécialiste, qui lui fait faire plusieurs examens de contrôle sur lesquels on découvre des anomalies méritant une vigilance particulière et une surveillance régulière.

N'oubliez pas que vous vous connaissez mieux que personne, et surtout que vous êtes maître du chemin que vous choisissez lors de votre parcours de santé.

La vie en général !

La vie n'est clairement pas organisée pour les diabétiques ! Personnellement, ce qui me choque terriblement, c'est qu'on ne fasse aucune campagne d'information sur les dangers à long terme des sucres raffinés pour l'organisme, comme avec l'alcool par exemple. Qu'il n'y ait aucune levée de boucliers franche sur le « danger » des sodas, qu'ils soient laissés en vente libre et que la société trouve ça normal.

Je suis sincèrement désolée de voir qu'il n'y pas d'éducation nutritionnelle sérieuse dans les écoles. Que l'on n'explique pas à nos enfants, comme on leur apprend à lire ou à écrire, ce qui est bon pour leur organisme et ce qui ne l'est pas, ce que l'on peut manger sans modération et les aliments avec lesquels il faudrait avoir un peu plus de retenue. Car cette éducation éviterait par la suite bien des soucis. Alors soyons acteurs de cet apprentissage ! Cherchons, comprenons, expliquons. Diabétique ou non, prenons en mains notre santé. Soyons acteur de notre bien-être et pas seulement spectateur !

De la même manière, la société ne vous aidera pas particulièrement parce que vous êtes diabétique. Alors ne restez pas les bras ballants ! Faites bouger les choses ! Soyez rusé et judicieux, car chaque micro-effort est un pas de géant. Il n'y a pas de « petites » initiatives, il n'y a que des actions qui, petites ou grandes, permettent d'améliorer le quotidien et de faire bouger les choses.

Ne laissez pas la pesanteur de la société vous engluer dans votre pathologie, soyez proactif ! Vous aider vous-même, d'une certaine façon, c'est aider les autres.

Gérer le stress des ruptures de médicaments

On pourrait croire que l'une des plus grosses angoisses d'un diabétique réside principalement dans la « gestion » de sa pathologie mais pas du tout mesdames, messieurs ! Depuis 2022, la France vit une vague de ruptures de stock sans précédent, impactant considérablement les dulaglutides.

Bien que la situation soit petit à petit en train de revenir à la normale, j'ai décidé de vous en parler car se soigner, lorsque l'on dépend de ce traitement, est un véritable parcours du combattant. Il ne s'agit plus simplement de se préparer mentalement à s'injecter un médicament, autant faut-il déjà le trouver en pharmacie !

Cet enfer est la résultante de deux problématiques.

La première, contre laquelle je me bats férocement, est liée aux influenceurs et influenceuses et TikTok… Je ne pensais pas qu'en tant que diabétique, j'aurais à me battre contre ce fléau des réseaux sociaux. De nombreuses influenceurs et influenceuses ont fait, et font encore aujourd'hui, « la promotion » de sémaglutides et dulaglutides comme l'Ozempic® ou le Trulicity®, qu'ils ou qu'elles utilisent afin de perdre du poids. Les résultats sont spectaculaires. Une réussite en entraînant une autre, et TikTok rendant le phénomène viral, cette pratique est en train de devenir un traitement « non officiel » régulier, utilisé par de nombreuses personnes à travers le monde désireuses de perdre du poids.

Cette situation avait amené en 2022 à des ruptures ponctuelles concernant certains dosages mais les choses étaient revenues plus ou moins dans l'ordre. C'était sans compter sur la volonté farouche des laboratoires pharmaceutiques de privilégier leurs gains *versus* soigner le plus de monde possible. En effet, lorsque les laboratoires ont compris l'intérêt financier qu'ils avaient à vendre au plus offrant les sémaglutides et dulaglutides, la France n'a plus été leur priorité ! Et cela peut se comprendre, les prix des médicaments en France étant négociés et plafonnés puisque la Sécurité sociale en rembourse l'intégralité (pour les diabétiques de type 2).

Les laboratoires ont donc réservé la plupart de leur stock de ces médicaments aux pays qui ne négocient pas les prix et payent plein pot, comme les États-Unis, où certains de ces traitements sont en vente libre sans ordonnance… Les Français sous sémaglutide ou dulaglutide se retrouvent donc dans l'impossibilité de se soigner puisqu'il n'y a quasiment plus nulle part leurs médicaments. Et c'est absolument insupportable à vivre ! Même si ces médicaments sont souvent associés à certains effets secondaires intestinaux pas toujours agréables, on est très loin de ceux catastrophiques de la metformine.

Ne plus pouvoir se soigner avec des injections de sémaglutides ou dulaglutides, ça ne veut pas juste dire changer de traitement. Ça veut surtout dire devoir se remettre dans la perspective de vivre un enfer au quotidien, ça veut dire devoir envisager à nouveau la perspective de repasser sa vie aux toilettes mais surtout tout mettre en place au cas où un accident arriverait… Est-ce que l'on a envie de porter des couches pour personnes âgées juste à cause d'un comprimé ?

Alors commence le parcours du combattant… Comment faire pour dénicher les seules boîtes de votre médicament encore disponibles en pharmacie ? Et les réponses sont finalement assez simples.

Premier conseil : faites le tour des pharmacies de votre quartier et, dans un premier temps, voyez quelles sont celles qui ont parfois une boîte ou deux. S'il n'y en a aucune dans votre quartier, élargissez petit à petit le cercle jusqu'à trouver trois, quatre pharmacies qui peuvent avoir de temps en temps une boîte ou deux, parce que ça arrive. Alors oui, certaines pharmacies ont parfois ces médicaments mais cela n'a rien de régulier et surtout cela dépend de leurs grossistes. Donc le fait d'avoir trouvé trois, quatre (cinq, on est plus tranquille !) pharmacies vous permettra de jongler entre toutes (en fonction des disponibilités chez leur grossiste) et de ne pas rester bredouille si vous n'en trouvez pas tout de suite.

Deuxième conseil : ayez toujours une boîte pour votre mois de traitement en cours ET une boîte d'avance. Commencez à chercher la suivante lorsque vous entamez cette boîte d'avance, ce qui vous laissera un mois pour vos recherches. Vous ne serez pas pris de court pour vous rendre compte la veille de votre injection que vous ne pourrez pas la faire. Anticipez ! Je sais que cela n'est pas toujours facile car certains pharmaciens vous diront que la Sécurité sociale risque de bloquer les remboursements si elle voit que vous avez plus de boîtes qu'une seule par mois. Ce qui nous amène à mon troisième conseil !

Troisième conseil : Allez toujours dans les trois ou quatre mêmes pharmacies. Faites en sorte d'être particulièrement aimable afin de vous distinguer de la clientèle régulière. Que cela devienne un plaisir pour le pharmacien de vous servir. Devenez son client préféré. Apportez des chocolats pour la nouvelle année, demandez des nouvelles de sa famille, etc. Devenez le meilleur ami de vos pharmaciens ! Parce que ça peut paraître bête, mais s'il n'a qu'une seule et unique boîte de votre traitement en stock et que ça se joue entre vous, le méga sympathique, et Madame Michu, la casse-pieds du quartier, à votre avis, à qui ira la boîte ? Ne sous-estimez pas le rapport humain avec votre pharmacien car finalement c'est cette personne qui pourra vous aider le plus et surtout le mieux avec ces ruptures de médicaments. S'il n'en a pas, il pourra voir avec des confrères, ou cerise sur le gâteau, s'il voit des boîtes passer dans les stocks de son grossiste, il pourra vous les prendre et vous passer un coup de fil en vous disant qu'il a deux boîtes pour vous ! Cela m'est arrivé et je ne remercierai jamais assez monsieur Ilan Khayat, meilleur service client des pharmaciens de Paris !

BONUS : CUISINER QUAND ON EST DIABÉTIQUE !

Mes recettes gourmandes

Voici quelques recettes normalement peu recommandées quand on est diabétique, mais avec mes trucs et astuces vous allez voir que finalement tout est possible ! Pour chaque recette, j'ai indiqué le poids de glucides dans les ingrédients qui en contiennent, afin que vous puissiez bien identifier où ils se trouvent, mais aussi que vous puissiez modifier la quantité si vous souhaitez réduire encore plus l'apport glucidique de votre repas.

Il s'agit de plats que je mange moi-même régulièrement, et que j'adore ! J'aimerais qu'ils vous aident à comprendre où se trouvent les glucides et que vous puissiez par vous-même réussir à les substituer quand vous le souhaitez, lorsque vous cuisinez chez vous.

COUSCOUS À GLUCIDES RÉDUITS

Manger un couscous quand on est diabétique, c'est quasiment mission impossible sans une bonne montée de glycémie (surtout quand on n'est pas sous insuline). Il se trouve que c'est un de mes plats préférés et qu'en aucun cas, je n'aurais accepté d'y renoncer. Alors j'ai cherché comment le rendre « diabétique *friendly* ». Et j'ai trouvé !

Premièrement, pour ajouter un maximum de fibres à mon alimentation, je mange une grosse salade bien verte juste avant le couscous. Plus celle-ci est verte (comme la roquette), plus elle contient de fibres. Ne choisissez pas une salade iceberg, par exemple, qui est beaucoup plus claire. Ces fibres auront pour rôle de faire baisser l'indice glycémique de votre repas et de ralentir l'arrivée des glucides dans le sang, donc de vous éviter un pic de glycémie.

Autre astuce : manger ce couscous après avoir fait un peu d'exercice physique. Mais attention, de l'exercice physique à mon niveau ! Je vais marcher, enchaîner les rendez-vous à pied, pour ensuite pouvoir manger ce couscous, il ne s'agit pas de faire un marathon !

Pour comprendre où se trouvent les glucides, j'ai décomposé tous les ingrédients du couscous.
Je réduis la quantité de **carottes** dans cette recette. Car carottes = glucides, mais carottes cuites c'est encore pire ! En effet, les glucides se concentrent et augmentent lors d'une cuisson longue. Pour ne pas avoir le sentiment d'une quantité plus petite dans mon assiette, je vais compenser en ajoutant généreusement des courgettes.
La **semoule** aussi est une grosse source de glucides, alors je la remplace par de la semoule complète. Je vous explique pourquoi.

Voici les valeurs nutritionnelles en glucides et fibres de la semoule normale.

- Glucides : 72 g
- Dont sucres : 1,6 g
- Fibres : 3,3 g

Et celles de la semoule complète.

- Glucides : 63 g
- Dont sucres : 3 g
- Fibres : 9,9 g

9 g de glucides en moins pour 100 g pour la semoule complète, mais surtout trois fois plus de fibres, ce qui est bon pour notre indice glycémique (IG). Or les fibres jouent le rôle de filtre et ralentissent l'arrivée du sucre dans le sang, ce qui change tout.

Pour ce qui est de la semoule, je ne me sers donc qu'une seule fois et raisonnablement. Idéalement, faites cuire la semoule comme je vous l'explique dans la recette, cela vous donnera une idée de la quantité que vous devez avoir dans votre assiette. Prenez même une photo si vous avez peur d'oublier. On dit également *bye bye* aux **raisins secs** et aux **pois chiches**. Ils font drastiquement augmenter la facture « glucides » et ne sont pas indispensables au bon goût du plat. Si c'est trop compliqué pour vous de vous passer de pois chiches, accordez-vous une cuillère à soupe, mais c'est tout. En revanche, *adios* les raisins secs.

Vous allez voir qu'avec ces quelques petits ajustements, vous pourrez savourer chaque fourchette de ce plat exceptionnel avec une immense délectation !

Pour 2 personnes
soit 84,5 g de glucides par personne

Temps de préparation : 20 min

Temps de cuisson : 3 h 45

- 2 branches de céleri (1 g de glucides)
- 1 carotte (10 g de glucides)
- ½ oignon d'environ 50 g (4 g de glucides)
- 1 petit navet (2 g de glucides)
- 2 courgettes (20 g de glucides)
- 6 pilons de poulet
- 4 merguez (1,6 g de glucides)
- 200 g de semoule complète (126 g de glucides)
- 1 cuillère à café de concentré de tomates (4,5 g de glucides)
- 1 cuillère à soupe de mélange d'épices ras el-hanout
- Sel
- Harissa
- Huile d'olive

Rincez les branches de céleri et les courgettes sous un filet d'eau puis coupez les branches de céleri en petits tronçons et les courgettes en tronçons un peu plus gros. Hachez grossièrement les feuilles de céleri.

Épluchez la carotte, le demi-oignon et le navet. Coupez le navet en quatre, la carotte en morceaux de taille moyenne puis hachez finement l'oignon.

Faites revenir les morceaux de carotte, céleri, navet ainsi que l'oignon haché dans une cocotte avec un filet d'huile d'olive pendant quelques minutes. Ajoutez les pilons de poulet. Laissez revenir quelques minutes supplémentaires. Mouillez à hauteur puis ajoutez le concentré de tomates et le ras el-hanout. Salez et ajoutez la harissa à votre convenance. Disposez le couvercle de la cocotte en laissant un peu d'espace pour que la vapeur de l'intérieur s'échappe. Laissez cuire à feu moyen pendant au moins 3 h.

Ajoutez les merguez préalablement grillées et les morceaux de courgette puis laissez cuire à nouveau 45 min toujours à feu moyen et presque couvert.

Au moment de servir, disposez 100 g de semoule sèche dans chaque assiette creuse. Versez dessus un filet d'huile d'olive puis mélangez. Ajoutez ensuite de l'eau bouillante à hauteur puis couvrez. Attendez 5 min puis égrainez votre semoule avec une fourchette afin que celle-ci soit bien aérée.

SORBET MINUTE FRAISE-MENTHE

Cette recette fait toujours son petit effet parce qu'elle est franchement délicieuse !

Comme je n'ajoute pas du tout de sucre, je prends des fraises mais en pleine saison ! Ne faites pas cette recette au mois de décembre car les fruits seront importés et n'auront pas du tout le même goût qu'un fruit cueilli à pleine maturité.

Je mets dans ce sorbet le jus d'un citron vert afin que l'acide citrique joue un rôle ralentisseur dans la digestion en freinant l'absorption du sucre de la fraise dans le sang.

Je vous conseille de faire ce sorbet juste avant de le déguster car il ne comporte aucun conservateur et si vous le conservez au congélateur, il risque de givrer et de se transformer en un bloc de glace très difficile à découper en portions.

Pour 2 personnes

soit 8,9 g de glucides par personne
(Franchement, c'est la fête parce que vous allez voir que les portions sont généreuses !)

Temps de préparation : 10 min
Temps de repos : 12 h (congélation des fraises)

- 200 g de fraises mûres (12,6 g de glucides)
- 10 cl d'eau
- Le jus de 1/2 citron vert (4,9 g de glucides)
- ½ botte de menthe

La veille, lavez et équeutez les fraises. Coupez-les en quatre puis glissez-les dans un sac congélation et mettez-les une nuit au congélateur.

Quelques minutes avant de servir le sorbet, versez dans la cuve d'un mixeur l'eau, le jus de citron vert, les morceaux de fraises surgelées et les feuilles de menthe. Mixez jusqu'à l'obtention d'une texture homogène. Si l'ensemble vous paraît trop compact et difficile à mixer, ajoutez un peu d'eau.

MOULES À L'OUZO ET POMMES PAILLE

L'idée ici, c'est de voir comment on va pouvoir remplacer les frites tout en se faisant plaisir quand même. Et c'est en déjeunant dans un palace parisien, le Plaza Athénée, que j'ai trouvé comment régler ce problème.

Chaque vendredi, au semainier du Relais Plaza, vous pouvez déguster des moules au curry divines, accompagnées de pommes paille. Quelle brillante idée ! Cela permet de conserver le goût de la pomme de terre frite en réduisant le poids que l'on va consommer, et en ayant l'impression de manger beaucoup plus en termes de volume. Et de fait c'est aussi beaucoup plus digeste.

Je vous recommande de manger une généreuse salade bien verte, assaisonnée de citron, avant de déguster ces délicieuses pommes paille. C'est vraiment l'astuce facile et pratique qui peut vous aider à ne pas faire de pics de glycémie lorsque vous consommez des glucides.

Pour 2 personnes
soit 13,48 g de glucides sans pommes paille et 28,58 g de glucides avec pommes paille

Temps de préparation : 20 min
Temps de cuisson : 20 min

- 800 g de moules (17,6 g de glucides)
- ½ échalote (2,12 g de glucides)
- 25 cl de crème liquide à 30 % de matière grasse (7,25 g de glucides)
- 10 cl d'ouzo
- ½ bouquet de persil frisé
- Sel et poivre
- Huile d'olive
- Huile végétale
- 150 g de pommes de terre Binjte (30,2 g de glucides)

Lavez soigneusement les moules sous un filet d'eau.

Épluchez l'échalote. Rincez le persil sous un filet d'eau puis épongez-le au maximum. Ciselez finement le tout.

Tapissez généreusement d'huile d'olive le fond d'une cocotte. Ajoutez l'échalote et le persil. Laissez revenir quelques minutes à feu moyen. Déglacez à l'ouzo puis ajoutez la crème liquide et les moules. Mélangez le tout puis couvrez et laissez cuire 15 min à feu moyen.

Afin de réaliser les pommes paille, épluchez puis tranchez finement les pommes de terre à l'aide d'une mandoline. Coupez ensuite de petits bâtonnets dans les fines tranches de pommes de terre. Rincez-les sous l'eau puis épongez-les au maximum afin d'en retirer toute l'humidité/ Plongez les bâtonnets de pommes de terre dans une marmite d'huile végétale bien chaude et laissez cuire 5 min ou jusqu'à l'obtention d'une coloration dorée. Ne cessez jamais de remuer les bâtonnets de pommes de terre afin qu'ils ne se collent pas les uns aux autres.

Lorsque les pommes paille sont cuites, disposez-les sur une assiette recouverte de papier absorbant.

PIZZA ROMAINE

La pizza est avec les sushis un des plats qui a le plus d'impact sur ma glycémie ! Comme les sushis, elle ne va pas forcément la faire monter vite, en revanche elle va la faire monter longtemps, très longtemps ! Malheureusement, comme le couscous, j'adore la pizza ! Alors une fois encore, j'ai réfléchi : comment ne pas y renoncer, et faire en sorte que celle-ci ait un goût qui me convienne mais que ça ne soit pas une catastrophe glycémique ?

La seule vraie solution que j'ai trouvée est de faire moi-même mes pizzas afin qu'elles soient les plus vertueuses possible et d'en maîtriser tous les ingrédients. Exit donc les pizzas napolitaines à pâte épaisse ! **Ici c'est une pizza romaine que je vous propose, à la pâte super fine. Ce qui de fait réduit la quantité de pâte, donc de farine et de glucides.**
Utilisez une farine complète afin d'apporter un maximum de fibres. Regardons l'étiquette pour comprendre.
Voici les apports en glucides et en fibres d'une farine T55, donc une farine blanche classique.

Glucides	71 g/100 g
Dont sucres	1 g/100 g
Fibres alimentaires	4,2 g/100 g

Voici maintenant les apports en glucides et en fibres d'une farine T150, donc une farine complète.

Glucides	63 g/100 g
Dont sucres	1,5 g/100 g
Fibres alimentaires	12 g/100 g

8 g de glucides en moins pour 100 g et trois fois plus de fibres, donc trois fois plus de chances que les glucides arrivent moins vite dans votre sang : pas de pic de glycémie !

Pour ajouter des fibres, je mets de la roquette après cuisson sur la pizza. Et pour ralentir la digestion, je complète par un filet de jus de citron dans l'assaisonnement de la salade. L'acide citrique évite de fait un pic glycémique.

Je comprends que vous n'ayez pas forcément envie de faire une pâte à pizza en sortant du bureau, alors faites la pâte en grande quantité et congelez-la. Une fois que votre pâte est farinée et étalée, disposez-la entre deux feuilles de papier sulfurisé et rangez-la à plat dans votre congélateur. Lorsque vous aurez envie d'une pizza, il vous suffira de sortir votre pâte du congélateur, de la garnir et de l'enfourner.

Pour 2 personnes

soit 49,3 g de glucides par pizza (mais beaucoup de fibres !)

Temps de préparation : 20 min
Temps de cuisson : 10 min
Temps de repos : 10 min

- 150 g de farine complète T150 (94 g de glucides)
- 2 g de sel
- 80 g d'eau
- 10 g d'huile d'olive
- 60 g de pulpe de tomate (2,4 g de glucides)
- 1 burrata (2,2 g de glucides)
- 50 g de roquette
- Le jus d'un citron
- Huile d'olive
- Sel et poivre

Versez la farine, le sel, l'eau et l'huile dans la cuve d'un robot mélangeur. Pétrissez à vitesse moyenne à l'aide du crochet pendant 10 min. Laissez reposer la pâte à l'abri des courants d'air pendant 10 min.

Préchauffez le four à 220 °C.

Abaissez la pâte à l'aide d'un rouleau à pâtisserie le plus finement possible. Étalez la sauce tomate sur le disque de pâte. Disposez le tout sur une plaque de cuisson chaude ayant été préchauffée dans le four. Enfournez pour une dizaine de minutes.

Assaisonnez la salade d'huile d'olive, de jus de citron et de sel et poivre.

À la sortie du four, émiettez la burrata sur la pizza puis ajoutez la salade assaisonnée et dégustez !

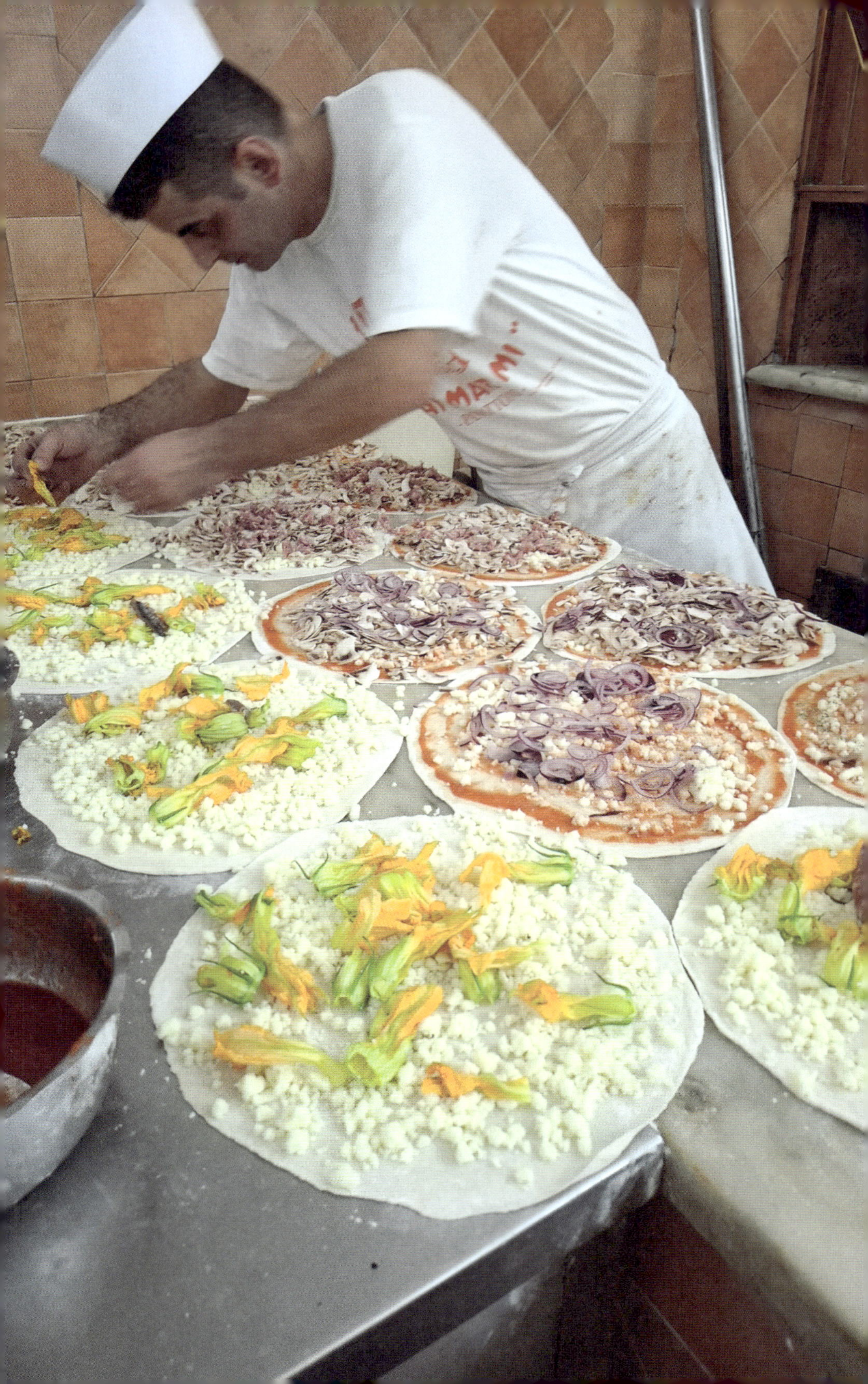

TACOS ET TORTILLAS DE FROMAGE

Ma plus grosse désillusion quand j'ai commencé à regarder les étiquettes des produits a été celle des tortillas pour tacos. Qu'il s'agisse de marques connues du grand public ou de marques distributeur, toutes sont effroyablement chargées en glucides. Et ça, je vous assure que je n'en avais absolument pas conscience !

J'ai réalisé surtout que, quand j'en fais chez moi, je n'en mange pas une seule mais facilement trois ou quatre : sans aucune conscience de ce que je fais, j'ingère quasiment l'équivalent en glucides de plus ou moins deux tartelettes aux fraises…

Informations nutritionnelles moyennes	Pour 100 g	Chaque tortilla de blé (41 g) contient	%* (41 g)
Énergie	1264 kJ/ 299 kcal	515 kJ/ 122 kcal	6 %
Matières grasses dont acides gras saturés	1,2 g 5,2 g	2,1 g 0,5 g	3 % 2 %
Glucides dont sucres	53,2 g 2,1 g	21,7 g 0,9 g	8 % 1 %
Fibres alimentaires	1,6 g	0,7 g	-
Protéines	9,1 g	3,7 g	7 %
Sel	1,00 g	0,41 g	7 %

21,7 g de glucides par tortilla, c'est énorme ! « La question qui m'aide à résoudre ce dilemme est la suivante : « Est-ce que je suis prête à marcher 10 km pour manger cet aliment ? » Pour manger des tortillas industrielles, la réponse est non.

Informations nutritionnelles moyennes	Pour 100 g	Chaque wrap de blé (58 g) contient	%* (82 g)
Energie	1207 kJ/ 286 kcal	704 kJ/ 167 kcal	8 %
Matières grasses dont acides gras saturés	6,0 g 1,5 g	3,5 g 0,9 g	5 % 4 %
Glucides dont sucres	46,6 g 3,0 g	27,2 g 1,8 g	10 % 2 %
Fibres alimentaires	6,4 g	3,7 g	-
Protéines	8,3 g	4,8 g	10 %
Sel	1,00 g	0,58 g	10 %

La version « blé complet » contient plus de fibres, mais je ne marche toujours pas 10 km pour manger ça !
C'est sur les réseaux sociaux que j'ai trouvé la solution : la tortilla de fromage. Le goût n'est évidemment pas le même que celui d'une tortilla classique, mais c'est vraiment super bon !

Pour 2 personnes

soit 3,44 g de glucides par personne
(Sincèrement, on adore !)

Temps de préparation : 15 min
Temps de cuisson : 10 min

- 200 g de comté râpé
- 200 g de blanc de poulet
- 75 g de crème fraîche (2,25 g de glucides)
- 20 g de cheddar râpé
- 1 avocat (1,5 g de glucides)
- Le jus d'un citron vert (3,14 g de glucides)
- Mélange d'épices mexicaines
- Huile d'olive
- Sel et poivre

Coupez le blanc de poulet en petits morceaux puis faites-le revenir dans une poêle à feu moyen avec un léger filet d'huile d'olive et un peu de mélange d'épices mexicaines. Réservez hors du feu.

Épluchez et tranchez l'avocat. Disposez les morceaux dans un bol puis écrasez-les. Salez et poivrez à votre convenance, ajoutez le jus de citron vert.

Versez une poignée de comté râpé dans une poêle à feu moyen. Tapotez un peu afin de former une sorte de disque. N'hésitez pas à ajouter du fromage si besoin pour combler les trous. Laissez fondre le fromage jusqu'à ce que les bords du disque de fromage soient légèrement marron. Faites glisser la tortilla de fromage sur une feuille de papier sulfurisé. Garnissez-la d'un peu d'avocat écrasé, de poulet à la mexicaine, de crème fraîche et de cheddar râpé puis dégustez sans attendre. Plus le fromage est chaud, plus la tortilla sera souple (donc sa texture sera proche de celle d'une tortilla de blé). Au contraire, plus le fromage aura refroidi, plus la tortilla sera cassante (donc sa texture sera proche de celle d'une coque de tortilla de maïs).

Les recettes de chefs

Je souhaite que les recettes qui vont suivre vous guident sur votre chemin vers le « bien-manger ».

Deux grands chefs, Jessica Préalpato et Romain Meder , ont accepté de nous livrer quelques-unes de leurs recettes. Respectivement Meilleure cheffe pâtissière du monde en 2019 et ancien chef étoilé du Plaza Athénée ou du Domaine de Primard, ils sont surtout pour moi des monstres sacrés du « bien-manger » ! Leur réflexion axée sur la naturalité, et de fait l'essence même des produits, les fait aller à l'essentiel et à véritablement sublimer les saveurs sans ajout particulier de sel ou de sucre pour les rehausser.

J'aimerais que vous réalisiez, grâce à toutes ces recettes, que diabète ne rime en aucun cas avec diète et frustration. Que l'on peut totalement se faire plaisir en étant gourmand mais diabétique.

BARRE DE CÉRÉALES ET GRAINES

J'aurais adoré vous dire de vous préparer ces barres et de les mettre dans votre « trousse de kif » en cas d'hypoglycémie, mais pas du tout mesdames, messieurs ! 15,33 g de glucides par barre mais aussi des tonnes de fibres ! 8,4 g pour 100 g pour les flocons d'épeautre, 18 g pour 100 g pour les graines de courge, 9 g pour 100 g pour les graines de tournesol, et 7 g pour 100 g pour les abricots secs. Alors, il s'agit bien de barres dans lesquelles on retrouve des glucides et du sucre mais INTELLIGEMMENT !

Pour une douzaine de barres
soit 15,33 g de glucides par barre

Temps de préparation : 10 min
Temps de cuisson : 11 min
Temps de repos : 45 min

- 6 cl de sirop érable (42 g de glucides)
- 5,5 cl d'huile d'olive
- 4 g de fleur de sel
- 66 g d'amandes effilées (5,8 g de glucides)
- 150 g de flocons d'épeautre (94,5 g de glucides)
- 33 g de graines de courge (17,8 g de glucides)
- 25 g de graines de tournesol (5 g de glucides)
- 30 g de brunoise fine d'abricots secs (18,9 g de glucides)

Faites chauffer le sirop d'érable, l'huile d'olive et le sel. Portez à ébullition quelques secondes. Versez sur le reste des ingrédients réunis dans un saladier. Mélangez à la spatule.

Disposez la préparation dans un moule Silpat Fingers® (ou autre moule en silicone) ou divisez-la en 12 barres sur une plaque allant au four, recouverte de papier sulfurisé légèrement huilé.

Enfournez pendant 9 minutes à 160 °C.

Après cuisson, laissez refroidir et démoulez.

N'hésitez pas à ajouter une pincée de sumac.

COOKIES PETIT ÉPEAUTRE ET CHOCOLAT

Ici encore, l'astuce ce sont les fibres. Lorsque l'on fait un gâteau à la maison, on utilise de la farine blanche et du sucre également blanc, donc totalement raffinés tous les deux. Eh bien dans cette recette, c'est sur ces 2 ingrédients que tout se joue ! Au lieu de prendre une farine blanche avec 2,5 g de fibres pour 100 g, elle utilise des farines de petit épeautre à 6,1 g de fibres pour 100 g et de sarrasin à 4,2 g de fibres pour 100 g. Dans ces farines comme dans les farines complètes, il y a plus de son (cette pellicule constituée par des couches externes fibreuses du grain de céréale). En plus de contenir des constituants cellulosiques (fibres alimentaires), le son est également riche en protéines, sels minéraux, acide phytique, acides gras (huiles) et vitamines. Voilà pourquoi il est toujours mieux, quand on est diabétique, d'utiliser des farines peu raffinées.

Pour une douzaine de biscuits
soit 12,63 g de glucides par biscuit

Temps de préparation : 10 min
Temps de cuisson : 11 min

- 100 g de farine de petit épeautre (58,8 g de glucides)
- 50 g de farine de sarrasin (35,65 g de glucides)
- 25 g de sucre de fleur de coco (23,25 g de glucides)
- 60 g de pâte de noisettes torréfiée (ou de noisettes torréfiées mixées) (10,2 g de glucides)
- 50 g de chocolat à 70 % concassé (16,5 g de glucides)
- 55 g de beurre mou
- 4 g de levure chimique
- 1 œuf + 1 œuf battu pour la dorure
- 1 pincée de fleur de sel
- 10 g de graines de sarrasin torréfiées (7,2 g de glucides)

Torréfiez les graines de sarrasin au four à 180 °C pendant 6 min. Laissez refroidir.

Disposez le beurre et sucre de fleur de coco dans la cuve d'un robot puis mélangez à l'aide de la feuille à vitesse moyenne. Ajoutez le reste des ingrédients. Mélangez jusqu'à l'obtention d'une préparation homogène.

Faites des boules d'environ 25 g. Disposez-les sur une plaque allant au four, recouverte de papier sulfurisé. Écrasez-les un peu sur le dessus et ajoutez un peu d'œuf battu pour la dorure et des graines de sarrasin.

Enfournez pendant 5 minutes à 190 °C.

GÂTEAUX AU CHOCOLAT

Une fois encore, dans cette recette, tout est une question de fibres. Celles-ci se trouvent dans la farine complète et dans le sucre de fleur de coco. Autre astuce, le pourcentage de cacao du chocolat. En effet, plus celui-ci est élevé, moins il contient de sucre.

Vous allez voir, tous ces choix d'ingrédients font de ce gâteau au chocolat un des meilleurs que j'aie pu manger !

Pour 6 personnes

soit 15,2 g de glucides par personne

Temps de préparation : 15 min
Temps de cuisson : 8 min
Temps de repos : 30 min

- 70 g + 50 g de sucre de fleur de coco bio
- 30 g de jaunes d'œufs tempérés
- 25 g de farine complète (18 g de glucides)
- 3 g de levure chimique
- 120 g de chocolat Nicolas Berger© Sao Tome à 70 % (73,2 g de glucides)
- 140 g de beurre salé
- 120 g de blancs d'œufs tempérés

Faites fondre au bain-marie le chocolat et le beurre. Laissez ensuite tiédir à température ambiante.

Versez dans la cuve d'un robot les jaunes et 70 g de sucre de fleur de coco bio, puis blanchissez le tout à l'aide du fouet à vitesse moyenne pendant 5 minutes.

Retirez le fouet puis versez par-dessus le mélange chocolat-beurre fondu. Mélangez bien à l'aide d'une maryse. Ajoutez ensuite la farine et la levure et mélangez à nouveau délicatement.

Montez les blancs en neige jusqu'à ce qu'ils deviennent blancs, opaques et mousseux, tout en étant encore mous. Ajoutez les 50 g de sucre de fleur de coco bio restants afin de serrer les blancs en neige et de les stabiliser. Attention à ne pas trop les serrer non plus. La texture doit être ferme et onctueuse. Les blancs ne doivent pas être cassants.

Puis ajoutez dans le mix précédent une partie des blancs en neige, au fouet, doucement, puis le reste à la maryse. Beurrez et farinez les ramequins. Versez 90 g d'appareil dans chaque ramequin. Laissez-le reposer 30 minutes à température ambiante puis cuisez pendant 3 minutes à 230 °C.

GLACE AU LAIT CRU FERMIER

Pour cette recette, respectez bien la recommandation du chef d'utiliser du lait cru fermier ! Car croyez-moi, cela fera toute la différence.

Pour 8 personnes
soit 5,2 g de glucides par personne

Temps de préparation : 5 min
Temps de cuisson : 30 min
Temps de prise en sorbetière : 40 min
Temps de repos : 12 h

- 60 cl de lait cru fermier (28,8 g de glucides)
- 16 cl de crème liquide fermière (4,64 g de glucides)
- 11 g de trimoline (8,2 g de glucides)

Versez le lait dans une casserole puis faites-le réduire de moitié, à feu doux. Mélangez régulièrement pour ne pas que le lait ne brûle ou ne se colore. Quand le lait est réduit de moitié, ajoutez la trimoline. Mélangez. Puis, hors du feu, ajoutez la crème liquide. Mixez au mixeur plongeant. Laissez refroidir. Laissez reposer ensuite 12 h au réfrigérateur puis versez dans une sorbetière et laissez prendre.

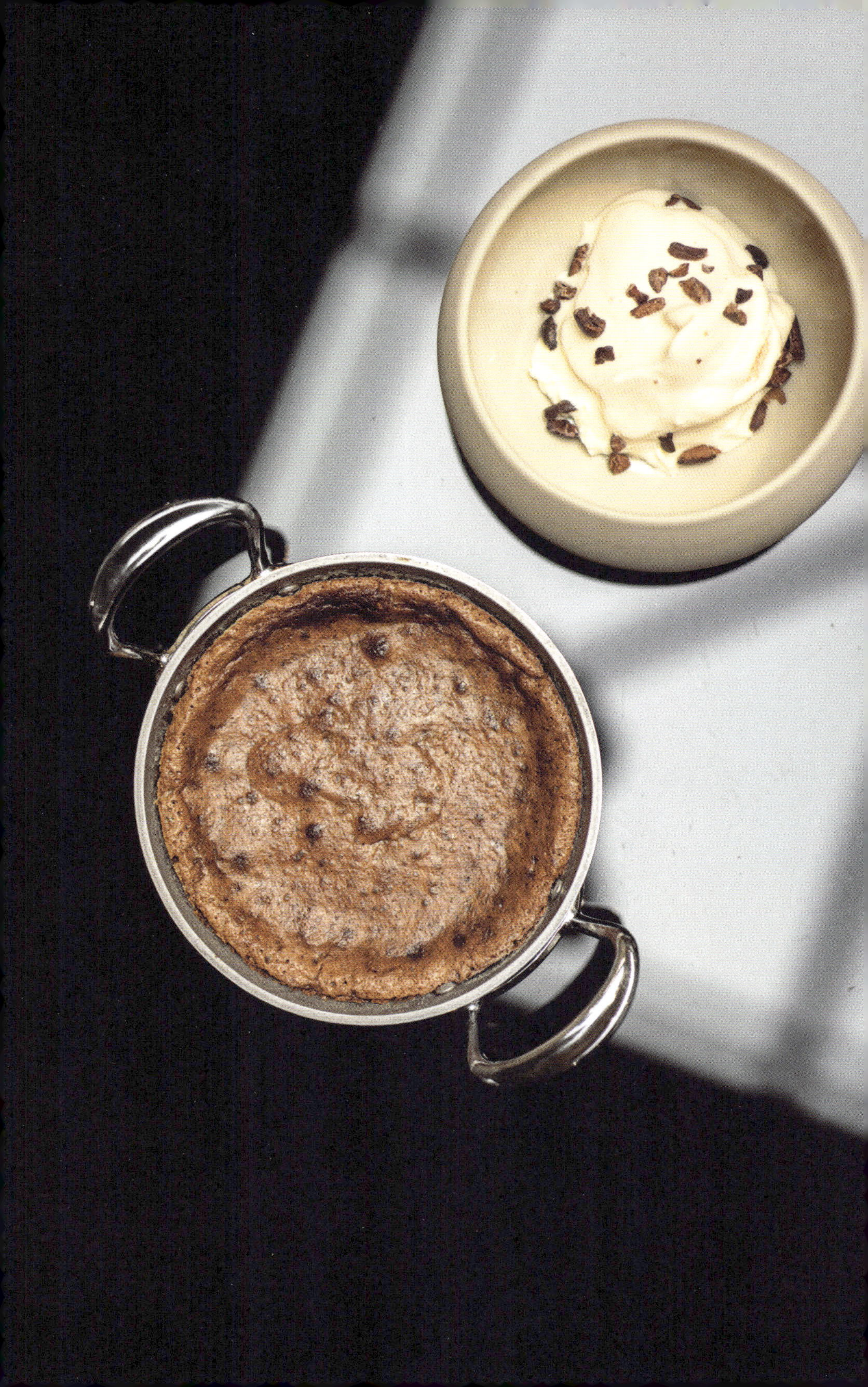

ARTICHAUTS CUITS EN PAPILLOTES, ÉMULSION DE POIS CHICHES, VINAIGRETTE MOUTARDÉE

Cette recette peut vous sembler riche en glucides, mais l'astuce ici est que le pois chiche est une légumineuse infiniment riche en fibres : 17 g de fibres pour 100 g, ce qui est énorme ! Pareil pour l'artichaut qui contient 5 g de fibres pour 100 g. Ces fibres seront donc une sorte de filtre naturel qui ralentira l'arrivée des glucides dans votre sang, puisqu'elles aident à réguler naturellement l'indice glycémique.

Pour 5 personnes
soit 41,2 g de glucides par personne

Temps de préparation : 20 min - Temps de cuisson : 2 h 30

- 5 artichauts de taille moyenne (22,5 g de glucides par artichaut)

Vinaigrette à l'artichaut
- 15 g de moutarde de Dijon (0,75 g de glucides)
- 20 g de moutarde à l'ancienne (0,46 g de glucides)
- 30 g de queues d'artichauts cuits (2,25 g de glucides)
- 30 g d'huile d'olive
- 3 cl d'eau

Siphon pois chiche
- 300 g de pois chiches cuits (66 g de glucides)
- 105 g de tahina (20 g de glucides)
- 120 g de glaçons
- 6 g de sel
- 80 g d'huile de pépins de raisin
- 100 g de crème (3 g de glucides)
- 2,5 cl de lait (1 g de glucides)
- 2 cl de vinaigre de Xérès

Artichauts

Prélevez les queues des artichauts. Disposez-les sur un plat allant au four puis enfournez au four en papillotes pendant 1 h 30 à 180 °C.

Mixez-les puis passez-les au tamis pour en récupérer la pulpe.

Réservez pour la vinaigrette.

Faites cuire les artichauts, également en papillotes, au four à 180 °C pendant 1 h. N'hésitez pas à vérifier en arrachant une feuille, s'ils sont bien cuits.

Retirez les feuilles intérieures ainsi que le foin à l'aide d'une cuillère et réservez.

Émulsion de pois chiches

Mixez les pois chiches, le tahina, la glace et le sel.

Toujours dans le mixeur, ajoutez ensuite progressivement l'huile, puis ajoutez en dernier le lait et la crème. Une fois le mélange bien lisse, passez-le au chinois étamine. Assaisonnez de vinaigre et rectifiez l'assaisonnement si nécessaire, puis mettez le tout dans un siphon à Chantilly et gazez avec deux cartouches.

Vinaigrette

Réalisez ensuite la vinaigrette à partir de la pulpe des pieds d'artichauts.

Mélangez la pulpe de pieds d'artichauts avec les moutardes et l'eau, puis montez à l'huile. Rectifiez l'assaisonnement de sel et de poivre si nécessaire.

Au moment de servir, badigeonnez le fond de l'artichaut avec la vinaigrette et recouvrez d'émulsion de pois chiches.

ASPERGES BLANCHES RÔTIES, LAIT D'ASPERGES, ŒUFS DE TRUITE

Cette recette faible en glucides est idéale en début de repas. Vous pouvez tout à fait la faire si vous recevez une personne diabétique ou lors d'une occasion particulière si vous êtes vous-même diabétique !

Pour 4 personnes
soit 10,76 g de glucides par personne

Temps de préparation : 15 min
Temps de cuisson : 15 min
Temps de repos : 1 h

Asperges blanches rôties
- 24 asperges blanches (8 g de glucides)
- 3 branches de fenouil sec
- 3 gousses d'ail
- Huile d'olive
- Piment d'Espelette

Huile de ciboulette
- 50 g de ciboulette
- 10 cl d'huile de pépins de raisin

Lait d'asperges
- 125 g d'asperges blanches (2 g de glucides)
- 37 g d'amandes (8,2 g de glucides)
- 50 cl d'eau

Vinaigrette au lait d'asperges
- 20 g de beurre noisette
- 20 g de farine de riz (16 g de glucides)
- 25 cl de lait d'asperges (5 g de glucides)
- 10 g de moutarde en grains
- 2 cl d'huile de ciboulette
- Jus de citron
- Sel et poivre

Pour le dressage
- 80 g d'œufs de truite (3,84 g de glucides)
- Ciboulette ciselée
- Oseille
- Sel et poivre

Épluchez les asperges puis taillez-les afin qu'elles fassent 15 cm de long. Réservez les parures pour le lait d'asperges.

Assaisonnez les asperges d'huile d'olive et de piment d'Espelette.

Faites-les cuire à 180 °C pendant 6 à 10 minutes dans une casserole d'eau bouillante dans laquelle vous aurez plongé les gousses d'ail et les branches de fenouil sec.

Mixez l'huile et la ciboulette puis filtrez à travers deux feuilles de papier absorbant.

Mettez le mélange dans une poche à pâtisserie et suspendez-la pour laisser décanter l'huile.

Disposez les parures d'asperges, les asperges, les amandes et les 50 cl d'eau dans une casserole et mouillez d'eau chaude. Laissez infusez le tout pendant 1 h puis mixez à l'aide d'un mixeur plongeant.

Réalisez la vinaigrette d'asperges : versez le beurre noisette dans une casserole avec la farine de riz. Chauffez afin de faire une sorte de roux (texture un peu pâteuse) puis détendez petit à petit avec le lait d'asperge jusqu'à l'obtention d'une texture de béchamel. Laissez refroidir quelques minutes. Ajoutez ensuite la moutarde en grains et le jus de citron. Montez à l'huile de ciboulette à l'aide d'un fouet. N'hésitez pas à rectifier l'assaisonnement si nécessaire

Au moment du dressage, alignez les asperges sur les assiettes de service. Déposez 20 g d'œufs de truite par assiette sur les pieds d'asperges, de la vinaigrette sur le côté, puis disposez les herbes naturellement sur l'assiette. Arrosez d'huile de ciboulette. Ajoutez un peu de fleur de sel.

CÉLERI-RAVE, FOIN, CANNELLE

Comme l'artichaut et les pois chiches, le céleri-rave est un des légumes les plus riches en fibres avec 4,5 g de fibres pour 100 g. Vous pouvez donc faire cette recette les yeux fermés !

Pour 4 personnes
soit 21,4 g de glucides par personne

Temps de préparation : 15 min
Temps de cuisson : 15 à 20 min
Temps de repos : 1 nuit

- 1 céleri-rave (34 g de glucides)
- 1 poignée de foin
- 1 l de lait (48 g de glucides)
- 3 gousses d'ail (3,9 g de glucides)
- 8 œufs
- 1 pincée de cannelle
- Fleur de sel et poivre du moulin

La veille, faites infuser le foin dans le lait. Laissez tremper toute la nuit.

Le jour même, épluchez le céleri, coupez-le en quatre puis taillez-le en tranches très fines (2-3 mm d'épaisseur) à l'aide d'une mandoline. Épluchez et émincez les gousses d'ail.

Filtrez le lait infusé au foin et battez-y les œufs. Salez et poivrez à votre convenance.

Préchauffez le four à 180 °C. Placez les tranches de céleri en écailles dans un plat allant au four, en intercalant l'ail émincé. Versez le mélange lait-œuf par-dessus, puis enfournez pour 15 à 20 min, jusqu'à ce que le céleri soit cuit.

À la sortie du four, saupoudrez de cannelle, de poivre et de fleur de sel.

GLOSSAIRE

Albumine : protéine présente dans le sang. Elle est produite au niveau du foie.

Angiotensine : protéine présente dans le sang qui joue un rôle important dans la régulation de la pression artérielle.

Angor (ou angine de poitrine) : douleur ou sensation d'oppression dans la poitrine, souvent causée par une réduction du flux sanguin dans les artères qui nourrissent le cœur.

Artérite : inflammation des parois des artères, qui sont les vaisseaux sanguins transportant le sang du cœur vers le reste du corps.

AVC hémorragique : rupture d'un vaisseau sanguin du cerveau provoquant une hémorragie (ou saignement) cérébrale.

AVC ischémique : obstruction d'un vaisseau sanguin du cerveau par un caillot qui prive les cellules cérébrales d'oxygène et de nutriments.

Cellules bêta : cellules présentent dans les îlots pancréatiques et qui jouent un rôle crucial dans la régulation de la glycémie, notamment par la synthèse et la libération d'insuline.

Cholestérol LDL : appelé aussi « mauvais cholestérol », est une forme de cholestérol transportée dans le sang par des lipoprotéines de basse densité (Low-Density Lipoprotein) et qui participent à la fabrication de l'athérome

Coqueluche : infection respiratoire bactérienne très contagieuse qui se caractérise par des toux violentes et répétitives qui peuvent durer plusieurs semaines.

Coronarographie : technique d'imagerie médicale utilisée en cardiologie pour visualiser les artères coronaires en cas de suspicion de maladie coronarienne grâce à une injection d'iode.

Corps cétoniques : substance produite lors que le corps utilise les graisses comme source d'energie lorsqu'il n'y a plus de sucre.

Créatine : substance naturelle présente dans les muscles et le cerveau qui aide à fournir de l'énergie aux cellules, notamment pendant des efforts courts et intenses.

Diabète gestationnel : forme de diabète qui se développe pendant la grossesse. Il survient lorsque le corps de la future mère ne produit pas suffisamment d'insuline pour contrôler correctement la glycémie.

Diabète monogénique (MODY) : diabète lié à l'anomalie d'un seul gène qui est impliqué dans la sécrétion de l'insuline, soit dans le développement du pancréas.

Dyslipidémie : désigne une anomalie du taux des graisses dans le sang (comme un taux trop élevé de cholestérol ou de triglycérides) et qui constitue un facteur de risque pour les maladies cardiovasculaires.

Echo Doppler : examen médical qui utilise des ultrasons pour observer la circulation sanguine dans les vaisseaux sanguins. Il permet de mesurer la vitesse du flux sanguin et de détecter des problèmes comme des obstructions ou des anomalies dans les artères et veines.

Enzymes : protéines présentent dans les cellules et qui ont pour fonction de faciliter les réactions chimiques qui s'y produisent.

Exocrine : désigne des glandes ou des organes qui produisent et secrètent des substances via des canaux.

Fibrose : processus où le tissu normal d'un organe est remplacé par du tissu cicatriciel, ce qui peut rendre l'organe moins fonctionnel. Elle peut se produire dans différents organes.

Gliflozines : type de médicament utilisé pour traiter le diabète de type 2. Elles aident à abaisser la glycémie en empêchant les reins de réabsorber trop de sucre, ce qui permet d'éliminer l'excès de sucre par l'urine.

Glucagon : hormone produite par les cellules alpha du pancréas et dont la fonction est d'augmenter la glycémie, c'est-à-dire le taux de sucre dans le sang. Une forme par voie nasale est disponible pour l'administrer à un patient diabétique qui fait une hypoglycémie sévère.

Glucose : type de sucre, qui est une source importante d'énergie pour le corps. Il se trouve dans les aliments comme les fruits, le pain et les pâtes, et est absorbé par le sang pour alimenter les cellules.

Glycémie : concentration de glucose dans le sang. Son niveau est régulé par l'insuline et doit rester dans une plage normale (**entre 0,8 et 1,10 g/l**).

Glycémie capillaire : méthode de mesure de la glycémie qui consiste à ponctionner une petite goutte de sang au niveau des vaisseaux capillaire au bout du doigt.

Glandes sudorales : glandes qui produisent la sueur. Elles sont situées sous la peau et jouent un rôle important dans la régulation de la température du corps en évacuant l'excès de chaleur par la transpiration.

Glomérule : petite structure en forme de réseau de capillaires dans les reins. Il filtre le sang pour éliminer les déchets et l'excès d'eau, qui seront ensuite excrétés sous forme d'urine.

HTA (Hypertension artérielle) : augmentation anormale de la pression du sang sur la paroi des artères.

Hémoglobine glyquée (ou HbA1c) : forme d'hémoglobine, la protéine qui transporte l'oxygène dans le sang, qui est liée au glucose (sucre). Elle reflète la moyenne du taux de sucre dans le sang au cours des trois derniers mois. Un taux élevé d'hémoglobine glyquée indique un mauvais équilibre du diabète.

Hormone hypoglycémiante : hormone qui aide à réduire le taux de sucre (glucose) dans le sang. L'insuline est l'exemple le plus connu de cette hormone.

Hypercholestérolémie : désigne un taux trop élevé de cholestérol dans le sang. Il peut augmenter le risque de maladies cardiaques et d'AVC, car l'excès de cholestérol peut former des plaques dans les artères et les obstruer.

Hyperkératose : épaississement de la couche supérieure e la peau. Cela peut produire en réponse à des irritations ou des frottements répétitifs, comme sur les mains, les pieds ou les coudes, et peut donner lieu à des callosités ou des durillons.

HGPO (HyperGlycémie provoquée par voie orale) : examen de dépistage du diabète qui consiste à mesurer la glycémie **à une et** deux heures après l'absorption de 75 grammes de glucose par voie orale.

Hypophyse : petite glande située au milieu du cerveau, qui joue un rôle clé dans la régulation de nombreuses hormones.

IEC (inhibiteurs de l'enzyme de conversion) : médicaments capables de bloquer l'action d'une hormone qui permet de réduire la pression artérielle et protéger les reins des patients.

IMC (Indice de Masse Corporelle) : indicateur qui permet d'évaluer si une personne a un poids normal par rapport à sa taille. Il se calcule en divisant le poids (en kg) par la taille au carré (en mètres).

Insuline : hormone produite par le pancréas qui régule la glycémie. Elle permet aux cellules du corps d'absorber le glucose pour l'utiliser comme énergie ou le stocker.

Insulinothérapie : traitement qui consiste à administrer de l'insuline pour réguler la glycémie. Elle est indispensable chez les patients atteints de diabète de type 1 et est utilisée aussi chez les patients vivant avec un diabète de type 2 lorsque les autres traitements ne suffisent pas à contrôler le taux de sucre dans le sang.

Insulinorésistance : diminution de la réponse des cellules, ainsi que des tissus, à l'action de l'insuline.

Ischémie : réduction ou interruption du flux sanguin vers un organe ou un tissu, ce qui prive les cellules d'oxygène et de nutriments. Cela peut endommager les tissus, notamment dans le cœur ou le cerveau.

Maladies coronaires : altération des artères qui nourrissent le cœur

Maladies endocriniennes : désignent des troubles qui affectent les glandes du système endocrinien, responsable de la production d'hormones.

Macroangiopathie diabétique : correspond à l'atteinte des gros vaisseaux sanguins : artères des membres inférieurs, du cœur et du cerveau. Elle est la conséquence de l'excès de sucre mais aussi des autres facteurs de risque cardiovasculaire (HTA, cholestérol, tabagisme notamment)

Macula : petite zone au centre de la rétine et responsable de la vision centrale, qui permet de voir les détails avec précision, comme lire, écrire ou reconnaître des visages.

Macrosomie fœtale : poids d'un bébé à terme de plus de 4 kg.

MAPA (Mesure Ambulatoire de la Pression Artérielle) : examen médical qui enregistre la pression artérielle d'une personne sur une période de 24 heures,

Métatarsiens : désigne l'ensemble des cinq os longs du pied constituant le métatarse.

Météorisme : désigne l'accumulation excessive de gaz dans l'intestin, ce qui provoque des ballonnements et des douleurs abdominales.

Monofilament : test utilisé pour recherche une atteinte des nerfs au niveau des pieds. Il évalue la perception d'un monofilament au niveau de la face plantaire et dorsale des pieds.

Mucoviscidose : maladie générique qui touche l'appareil respiratoire, l'appareil digestif et l'appareil génital. Elle affecte les cellules épithéliales du corps qui constituent la muqueuse des poumons, du pancréas, du foie, des glandes sudoripares, du tube digestif et de l'appareil génital. Elle peut provoquer un diabète.

Neuropathie périphérique : ensemble des maladies des nerfs appartenant au système nerveux périphérique.

Neuropathie végétative : maladie du système nerveux autonome affectant principalement les organes internes tels que les systèmes cardiovasculaire, sudoral, génito urinaire, digestif.

Nécrose : processus d'altération qui aboutit à la mort d'une cellule ou d'un tissu.

OAP (Œdème aigu pulmonaire) : désigne une accumulation anormale de liquide dans les poumons responsable d'une insuffisance respiratoire aigue.

Obésité androïde : se caractérise par un excès de graisse principalement autour du vendre et de la taille. Ce type d'obésité est souvent associé à un plus grand risque de maladies cardiovasculaires et de diabète.

Obésité gynoïde : se caractérise par un excès de graisse autour des hanches, des cuisses et des fesses. Ce type d'obésité est plus fréquent chez les femmes et est généralement considéré comme moins risqué pour la santé que l'obésité androïde.

OCT (Tomographie à Cohérence Optique) : examen d'ophtalmologie rapide et indolore ayant pour but d'examiner l'état des couches de la rétine en profondeur

Œdème : gonflement causé par l'accumulation de liquide dans les tissus du corps. Il peut se produire dans différentes parties du corps, comme les jambes, les pieds, ou les mains, et peut être dû à diverses causes, comme une blessure, une infection ou des problèmes cardiaques ou rénaux.

ORL : qui se rapporte à l'oreille, au nez et à la gorge.

Plaque d'athérome : dépôt sur la paroi de l'intérieur des artères composé de cholestérol associé à d'autres substances qui va réduire le calibre de l'artère et gêner le passage du sang.

Pneumocoque : bactérie qui peut causer des infections graves, comme la pneumonie, la méningite et les infections de l'oreille ou des sinus. Elle se transmet par les gouttelettes de salive lorsqu'une personne infectée tousse ou éternue.

Prédiabète : état où le taux de sucre dans le sang est plus élevé que la normale, mais pas suffisamment pour être diagnostiqué comme du diabète.

RAC (Rapport albuminurie/créatininurie) : test utilisé pour mesurer la quantité d'albumine sur un échantillon d'urine

Rétinopathie diabétique : complication du diabète qui affecte les vaisseaux sanguins de la rétine. Cela peut entraîner des problèmes de vision, allant de flou à une perte totale de la vue, si elle n'est pas traitée.

Statines : médicaments utilisés pour abaisser le taux de cholestérol dans le sang. Les statines agissent en réduisant la production de cholestérol dans le foie, ce qui aide à prévenir les maladies cardiaques et les AVC.

Stéato-hépatite : désigne une inflammation du foie liée à une accumulation de graisses dans cet organe. Elle peut être causée par des facteurs comme l'obésité, ou les troubles métaboliques. Si elle n'est pas traitée, elle peut entraîner des lésions hépatiques graves, comme la cirrhose.

Sulfamides hypoglycémiants : médicaments utilisés pour traiter le diabète en stimulant la production d'insuline.

Syndrome des ovaires polykystiques : trouble hormonal fréquent chez les femmes qui se caractérise par des ovaires contenant de nombreux petits kystes, des règles irrégulières, un excès de poils, de l'acné et parfois des difficultés à concevoir. Il peut également être lié à un risque accru de diabète et de maladies cardiaques.

Syndrome polyuro-polydipsique : il correspond à un phénomène associant une polyurie, soit l'augmentation du volume d'urine par jour, et une polydipsie, caractérisée par une sensation de soif intense et permanente.

Sudoscan : test qui mesure la transpiration des pieds et des mains pour évaluer le fonctionnement du système nerveux autonome.

Toxémie gravidique : maladie caractérisée par l'association d'une hypertension artérielle, d'une protéinurie et d'une prise de poids avec œdèmes pendant la grossesse.

Thrombolyse : traitement médical qui consiste à dissoudre un caillot sanguin pour rétablir la circulation sanguine.

Thrombectomie : intervention chirurgicale qui consiste à retirer un caillot sanguin dans un vaisseau sanguin, afin de rétablir la circulation sanguine.

Traitements hypolipémiants : médicaments utilisés pour abaisser le taux de graisses dans le sang, comme le cholestérol et les triglycérides.

Vitrectomie : intervention chirurgicale consistant à retirer une partie ou la totalité du vitré, le gel transparent qui remplit l'intérieur de l'œil.

Zona : infection virale causée par le même virus que la varicelle. Il provoque des éruptions cutanées douloureuses, généralement d'un seul côté du corps, souvent sur le torse, le dos ou le visage.

Zone sténosée : désigne une partie d'un vaisseau sanguin ou d'un conduit du corps qui est rétrécie ou bloquée. Cela peut être dû à l'accumulation de graisses, de caillots ou d'autres obstructions.

VOTRE TABLEAU DE RÉFÉRENCE

Tableau à utiliser quand on vous annonce votre diabète pour mieux comprendre l'impact des aliments sur votre glycémie.

N'hésitez pas à noter également si un événement particulier est survenu avant une prise de glycémie, comme par exemple une altercation, l'annonce d'une mauvaise nouvelle, etc. Le stress pouvant expliquer une variation de glycémie (voir page 116).

Date	Taux de glycémie avant manger	Heure du repas	Ce que j'ai mangé	Heure de prise de glycémie après manger	Glycémie après manger

Date	Taux de glycémie avant manger	Heure du repas	Ce que j'ai mangé	Heure de prise de glycémie après manger	Glycémie après manger

Date	Taux de glycémie avant manger	Heure du repas	Ce que j'ai mangé	Heure de prise de glycémie après manger	Glycémie après manger

NOTES

NOTES

NOTES

NOTES

58-7375-3
ISBN : 978-2-01-725091-3/01
Dépôt légal : avril 2025
Achevé d'imprimer en avril 2025 par Estella Graficas en Espagne.

PAPIER À BASE DE
FIBRES CERTIFIÉES

hachette s'engage pour l'environnement en réduisant l'empreinte carbone de ses livres. Celle de cet exemplaire est de :
1,7 kg éq. CO_2
Rendez-vous sur www.hachette-durable.fr